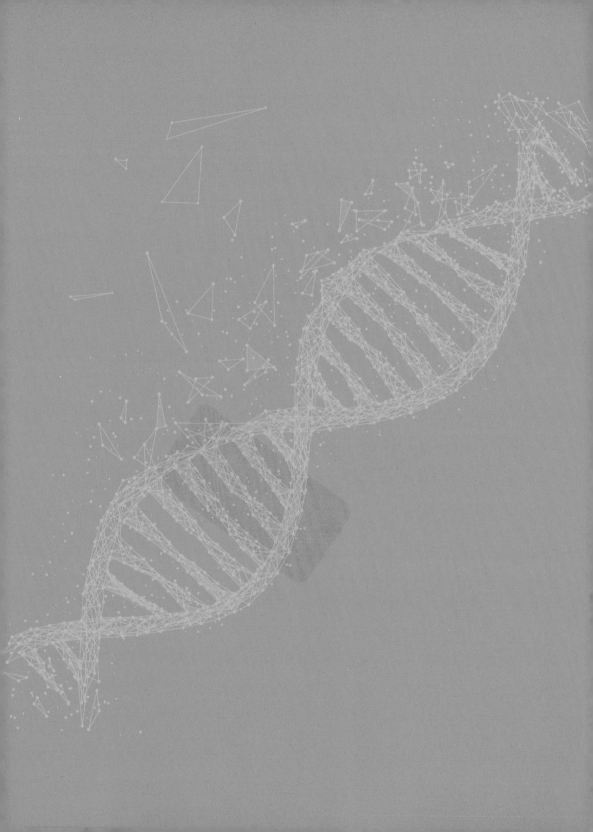

10대에게 ★ 권하는
의학

10대에게 권하는 의학

초판 1쇄 발행 2024년 5월 7일
초판 2쇄 발행 2024년 9월 13일

지은이 예병일 **펴낸이** 김종길
펴낸 곳 글담출판사 **브랜드** 글담출판

기획편집 이경숙 · 김보라 **영업** 성홍진
디자인 손소정 **마케팅** 김지수 **관리** 이현정

출판등록 1998년 12월 30일 제2013-000314호
주소 (04029) 서울시 마포구 월드컵로8길 41 (서교동 483-9)
전화 (02) 998-7030 **팩스** (02) 998-7924
블로그 blog.naver.com/geuldam4u **이메일** geuldam4u@geuldam.com

ISBN 979-11-91309-63-8 (43510)

만든 사람들 ────────────
책임편집 김보라 **디자인** 손소정 **교정교열** 상상벼리

글담출판에서는 참신한 발상, 따뜻한 시선을 가진 원고를 기다리고 있습니다.
원고는 글담출판 블로그와 이메일을 이용해 보내주세요. 여러분의 소중한 경험과 지식을 나누세요.
블로그 http://blog.naver.com/geuldam4u **이메일** to_geuldam@geuldam.com

의학 공부의 목적을 알려주고 진로 탐색을 돕는 책

10대에게 ★ 권하는
의학

예병일 지음

의학은 무엇을 어떻게 공부하는 학문이고,
어떤 분야에 진출해 무슨 일을 할까요?

글담출판

　　의과대학에서 근무를 하다 보니 보건 의료 계통 동아리 활동을 하는 고
등학생들로부터 대학에 방문할 수 있느냐는 문의를 종종 받습니다. 이런
경우 특별한 일이 없는 한 대체로 수락을 합니다. 직접 경험해보면 여러
가지로 도움이 될 테니까요. 이들이 방문하면 함께 한 시간 정도 대학생들
이 공부하는 시설을 둘러보고, 환자에게 방해가 되지 않는 선에서 병원을
돌아다니며 병원에서 어떤 일이 일어나는지를 설명해 줍니다. 그 후에 교
실에 모여 의학의 발전 과정과 현황에 관한 이야기를 들려주고, 보통 의
사, 간호사, 물리치료사, 작업치료사 등 원하는 직종에서 일하기 위해 공
부하는 선배들과 이야기를 나눌 수 있는 시간도 마련해 줍니다.

　　그런데 이렇게 의과대학과 병원을 돌아다니다 보면 이곳에서 일하는 아
주 다양한 직종의 사람들을 만날 수 있는데 이런 사실을 새삼 깨닫고 놀라
는 학생들이 있습니다. 은연중에 병원에는 의사와 간호사만 있을 것이라
생각하는 것이지요. 의사가 아무리 많아도 대학병원에서 일하는 사람 중
20퍼센트를 넘지는 않습니다. 대학병원은 의학 분야의 거의 모든 과목 전
문의가 환자들이 최선의 치료를 받을 수 있도록 첨단 의학을 펼치는 곳입
니다. 하지만 의사가 아니더라도 첨단 의학의 최전선에서 의학 발전을 위

해 일할 기회는 생각보다 더 다양하고 많습니다.

1850년대까지는 의술을 펼치는 사람이 의사와 그 조수들 외에 의사를 돕는 여성들이 극소수 있었을 뿐입니다. 그러나 1853~1856년 크림 전쟁에서 나이팅게일이 젊은 여성들을 이끌고 병원에서 일하며 좋은 성과를 거두자 간호사의 역할이 중요함을 인식하게 되어 간호사 양성을 위한 학교가 본격적으로 생겨나기 시작했습니다. 그 후로 지금까지 의학이 발전을 거듭하며 의학의 영역이 더 확장되고 세분화되고 체계화됨에 따라 다양한 형태의 의료인이 점점 늘어나고 있습니다.

또한 의사들의 역할도 한층 더 다양해졌습니다. 과거에는 의사 면허를 취득한 사람 중 99퍼센트 이상이 크고 작은 병원에서 환자를 치료하는 임상의사로 일했습니다. 1퍼센트도 채 되지 않는 이들만이 기초의학을 연구하고 의과대학생 교육을 담당하는 기초의학자이자 교수로 일하거나 자신의 선택에 따라 다른 일을 하곤 했습니다. 그런데 지금은 기초의학자 외에 뉴스에서 의학 관련 소식을 전하는 의학 전문 기자 등 병원이 아닌 다른 분야에서 일하는 의사도 많아졌습니다. 이제는 의사라 해도 다양한 분야에서 일을 하고, 의사가 아니어도 의학을 발전시키고 의료 혜택을 확대하는 일에 종사할 수 있는 기회가 많아졌습니다.

『10대에게 권하는 의학』은 처음 의학이 탄생한 순간부터 오늘날까지 의학이 어떻게 발전해 왔는지, 어떤 분야에서 활용되고 있는지 등을 정리한 책입니다. 그저 의학의 역사를 정리하고 그 쓸모를 알려주고, 또는 어떻게 하면 의사가 될 수 있는지 등을 알려주는 데서 그치는 것이 아니라 미래 사회의 주역이 될 10대 청소년이 의학이라는 무궁무진한 세계에 관심을 갖고 흥미를 느끼는 데 도움을 주고자 하는 마음을 담았습니다.

의학을 공부하면 사람의 몸이 얼마나 오묘한지 알 수 있습니다. 의학은 질병을 치료하는 작은 범위의 학문이 아니라 사람의 몸이 어떻게 이루어져 있는지를 공부함으로써 건강을 유지하는 방법을 찾는 학문입니다. 사람의 몸에 대해 공부하면 질병을 치료할 뿐만 아니라 심장이 약한 경우, 소화가 안 되는 경우, 아침에 일어나 정신을 집중하지 못하는 경우에는 각각 어떤 운동을 하면 빨리 건강을 되찾을 수 있는지 알 수 있습니다. 범죄 현장에서 발견된 증거를 이용해 범인을 찾아낼 수도 있고, 유전적 특징을 지닌 어린이가 어떻게 훈련을 받으면 건강하게 자라서 사회의 훌륭한 일원이 될 수 있는지도 추정할 수 있습니다. 의학을 공부하면 임상 의사가 아니어도 의학 분야에서 할 수 있는 일이 아주 많이 있습니다. 어떤 일을 하든 우리 몸에 대한 호기심을 가진 사람들이 열심히 공부하여 얻은 지식을 활용한다면 일에 대한 보람도 있고, 다른 사람들에게 도움이 될 수도 있을 것입니다.

10대 말에 의과대학에 입학한 후 지금까지 40년 가까운 세월 동안 의학 분야에 종사하며 행복한 인생을 만들어가고 있는 경험을 나누고 싶습니다. 누구에게나 권하고 싶고 도전해 볼 만한 의학의 세계로 여러분을 초대합니다.

2024년 4월

예병일

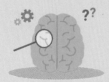

차례 Contents

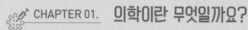
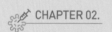

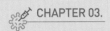
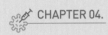
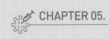

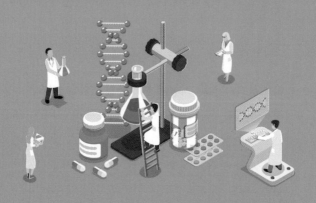

의학이란 무엇일까요?

오늘날에는 의학을 공부하는 학생이라면 누구나 병동에서 환자를 파악한 다음 주치의와 함께 회진을 돌기도 하고, 환자를 직접 만나 왜 병원에 오게 되었는지 이야기를 듣고 이학적 검사 등을 통해 진단을 합니다. 의사가 되기 위해 병원에서 환자를 만나는 것은 당연한 일이지요. 하지만 이와 같은 침상 옆 교육이 당연한 일이 된 것은 그리 오래 되지 않았습니다. 이 장에서는 고대 시대에는 의술이 어떻게 행해졌는지, 병원은 언제 처음 등장했는지, 의학 교육은 어떻게 발전해 왔는지 등 의학의 오랜 역사를 간략하게 살펴보겠습니다.

질병을 치료하는 의사의 탄생

멧돼지가 상처를 입으면 상처 부위를 찬물에 담가 지혈하는 것처럼 동물도 의학적 처치를 시도하곤 합니다. 원시인도 사냥을 하다 보면 부상을 입을 수 있고, 지금도 흔한 소화 불량이 생기면 증상을 치료할 의술이 필요했을 것입니다. 그렇지만 의학에 대해 아는 게 없었으니 약초를 뜯어 먹거나 쉬는 것 외에 할 수 있는 일은 신에게 기도하는 것뿐이었습니다.

의술의 신 아스클레피오스

고대 그리스 신화에는 서로 능력이 다른 수많은 신이 등장합니다. 그중에는 의학적 능력을 지닌 신도 여러 명 있는데 그중 가장 유명한 신이 아스클레피오스입니다. 아스클레피오스는 태양신 아폴론과 인간인 코로니스 사이에서 태어나 사람의 얼굴과 말의 몸을 한 켄타우로스의 손에서 컸습니다. 켄타우로스가 속한 종족은 수많은 약초에 대한 정보 등 어느 정도 의학 지식을 갖고 있었습니다.

아스클레피오스의 능력이 점점 좋아져 죽은 사람을 살릴 수 있을 정도가 되자 저승의 신 하데스에게는 할 일이 없어졌습니다. 하데스는 이 사실을 제우스에게 알렸고, 화가 난 제우스는 벼락을 쳐서 손자인 아스클레피오스를 죽여버렸습니다.

제우스는 이처럼 마음에 들지 않는 사람을 번개를 쳐서 죽이곤 했습니다. 그보다 훨씬 전에 제우스가 글라우코스를 번개로 쳐 죽인 일도 있었습니다. 죽은 글라우코스 옆에서 아스클레피오스가 어쩔 줄 몰라하고 있을 때 그의 옆을 지나가는 뱀을 보고 놀라서 지팡이로 때려 죽여 버렸습니다. 그 순간 다른 뱀이 죽은 뱀의 입에 약초를 올려놓자 뱀이 살아났습니다. 이를 본 아스클레피오스가 그 약초를 글라우코스의 입에 올려놓자 글라우코스가 다시 살아났습니다. 이 때문에 오늘날 의학의 상징으로 사용하는 아스클레피오스의 지팡이는 뱀 한 마리가 감고 있습니다.

아스클레피오스는 에피오네와 결혼했습니다. 그들의 자녀 중 장남 마카온은 외과, 차남 포달레이리오스는 내과를 담당하는 신이 되었고, 장녀 히기에이아는 건강을 돌보는 여신, 차녀 파나케이아는 약물의 여신이 되는 등 모두 의학과 관련된 훌륭한 능력을 갖고 있었습니다.

고대 그리스인들은 의학 지식이 거의 없었으므로 아스클레피오스 신전을 마련하고 이곳에서 그의 능력을 빌려 치료받으려는 풍습이 생겨났습니다. 소크라테스(Socrates, 기원전 470~기원전 399 추정)가 죽을 때 "아스클레피오스 신전에 닭 한 마리 가져다 두라"는 유언을 남겼습니다. 이는 한평생 건강하게 지낸 것에 대해 '의술의 신' 아스클레피오스에게 감사의 뜻을 전한 것입니다. 아스클레피오스에게 의지해 질병을 치료받으려 했던 그리스인들은 몸과 마음을 깨끗이 하고 신전에서 기도를 했습니다.

고대 이집트와 바빌론에도 의사가 있었어요

그리스보다 앞서서 고대 문명의 꽃을 피웠던 이집트에도 신화가 있습니다. 의학과 관련된 신으로는 신들의 중재자로 알려진 토트가 있습니다. 사람의 몸에 새의 머리를 한 토트는 마술, 음악, 의학, 기하학, 천문학 등에 뛰어났으며 문자를 처음 발견했다고도 전해집니다. 그는 지구의 크기를 측정하기도 하고 별의 수를 세기도 했으며 여러 가지 기록을 남겼다는 전설이 있습니다.

토트가 그리스 신화의 헤르메스에 해당한다면 아스클레피오스에 해당하는 이집트 신화의 의신으로 임호텝을 들 수 있습니다. 고대 이집트 제3왕조 때의 정치가이자 건축가, 의사, 천문학자, 철학자, 점성술사였던 그는 기원전 약 2900년경에 활약했으며 피라미드를 설계한 인물로도 알려져 있습니다.

임호텝은 머리, 손, 배, 방광 등 사람 몸의 18개 부위에서 모두 200가지 이상의 질병을 진단하고 치료한 것으로 전해집니다. 아스클레피오스와 고대 그리스 신화의 프로메테우스에 해당하는 이집트 신화의 네페르툼도 임호텝의 모습을 변형한 존재에 지나지 않는다는 주장이 있을 정도로 이집트 의학의 초기 역사를 화려하게 장식했습니다.

한편 현재 중동이라 부르는 메소포타미아 지방에서는 티그리스강과 유프라테스강 주변으로 문명이 발전했습니다. 기원전 약 4000년경 수메르를 중심으로 한 도시 문명이 발전하면서 문자를 사용하기 시작했습니다. 그리고 바빌론 사람들은 이집트에서 사용한 파피루스보다 더 쉽게 보존할 수 있는 점토판을 사용했기 때문에 기록이 좀 남아 있습니다. 이를 통해 당시 의술의 수준이 어느 정도였는지 짐작할 수 있습니다.

이 당시에는 '질병은 신이 내린 벌'이라 믿고 있었습니다. 그래서 주로 성직자들이 의술을 담당했습니다. 바빌론에서 가장 영향력 있는 신이었던 마르두크에게는 아들인 나부가 있었습니다. 나부는 의학을 포함한 모든 기예를 관장한다고 믿었습니다. 당시 사람들은 질병을 가져다 주는 악마들 중 부주의함을 일으키는 일곱 악마를 특히 두려워했기 때문에, 의사들은 7로 나누어지는 날에는 진료를 하지 않았다고 합니다. 또 의사들은 환자의 증상을 관찰하기는 했지만 점술 결과에 따라 환자를 진료했고, 참회, 기도, 종교 의식 등으로 질병을 치료하고자 했습니다.

현존하는 가장 오래된 법전인 『함무라비 법전』에는 의료 사고를 일으킨 의사를 어떻게 처리할 것인가에 대한 여러 가지 기록이 남아 있습니다. 의사가 중병을 치료하기 위해 칼로 수술하던 중 환자를 죽게 하거나 시력을 잃게 하면 의사의 손을 잘랐으며, 그 환자가 노예인 경우에는 노예값의 절반을 주인에게 물어 주어야 했습니다. 보통 사람이 귀족의 눈을 멀게 하면 그의 눈도 멀게 했고, 이를 부러뜨리면 그의 이도 부러뜨렸습니다. 귀족이 평민의 이를 부러뜨리면 은 3분의 1미나(무게의 단위)를 지불해야 한다는 규정으로 보아, 이 법은 '보복'을 토대로 하고 있다는 사실을 유추할 수 있습니다.

실제로 이렇게 조치했다면 의사 역할을 하려는 사람이 거의 없었을 것입니다. 그러나 실제로는 이 법이 제대로 지켜지지 않았기 때문에 바빌론 의사들은 많은 수술을 시행했습니다. 『함무라비 법전』에는 치료가 잘못되었을 때 받게 될 처벌 외에도, 잘 치료했을 때 얼마를 지불해야 하는지에 대해서도 여러 가지가 기록되어 있습니다.

히포크라테스를 왜 '의학의 아버지'라고 부를까요?

기원전 7세기에 만물이 물로 되어 있다고 주장해 최초의 철학자로 알려진 탈레스가 나타난 후 몇백 년 동안 그리스에는 다양한 분야에서 유명 학자들이 끊임없이 나타났습니다. 수많은 학문 분야에서 '창시자' 또는 '아버지'라는 별명을 가진 학자들이 등장했고, 히포크라테스(Hippocrates, 기원전 460~기원전 377 추정)는 의학에서 큰 역할을 했습니다.

히포크라테스가 오늘날 '의학의 아버지'라 불리는 이유는 신의 영역에 있던 의학을 사람의 영역을 옮겨 왔기 때문입니다. 히포크라테스가 알려지기 전에는 질병에 대한 지식이 거의 없었으므로 사람들은 신에게 도움을 요청할 수밖에 없었습니다. 질병은 신으로부터 벌을 받은 것이라 생각했기 때문입니다. 그래서 신전을 짓고 그곳에 머물면서 몸과 마음을 깨끗이 하고 정신을 집중해 기도를 올렸으니 실제로 치료 효과가 있었을 것입니다.

히포크라테스의 아버지 헤라클레이데스도 코스섬에서 의사로 일하고 있었습니다. 이 섬에도 아스클레피오스 신전이 있었으므로 히포크라테스는 어려서부터 의학과 의술을 가까이에서 체험할 수 있었습니다. 히포크라테스는 "질병이란 사람의 몸 내부에 이상이 생겼거나 사람의 몸과 몸 바깥에 있는 외부 환경의 부조화 때문에 발생하는 것이므로 인체 내부와 외부의 잘못된 환경을 정상으로 바로잡으면 치료할 수 있다"라고 주장했습니다. 이는 신에게 기도하는 대신 우리가 직접 고쳐 보자는 생각으로 이어졌고, 히포크라테스가 알려주는 방법대로 치료해 본 결과 환자의 상태가 훨씬 좋아졌습니다.

히포크라테스는 이와 같이 질병관을 바꾸었을 뿐만 아니라 수술용 도구와 수술 방법도 개발했습니다. 또한 질병을 치료하기 위해 사용할 수 있는 약초에도 관심을 가졌으며, 질병을 치료하기 위해서는 그 원인을 찾아야 한다며 질병 발생 기전을 설명하려 했습니다. 이처럼 새로운 태도로 의학을 대함으로써 후대에 의학을 발전시킬 수 있도록 자극을 주었습니다.

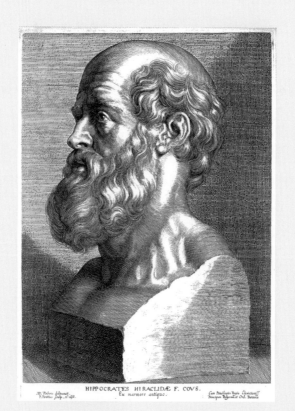

HIPPOCRATES HIRACLIDÆ F. COVS.
Ex marmore antique.

히포크라테스는 신의 영역에 있던 의학을
인간의 영역으로 옮겨 왔으며
의학 발전에 큰 역할을 해 '의학의 아버지'로 불립니다.

〈히포크라테스 선서〉는 어떤 내용인가요?

히포크라테스가 높은 평가를 받는 또다른 이유는 〈히포크라테스 선서〉와 『히포크라테스 전집』 같은 훌륭한 유산을 남겨 주었기 때문입니다. 우리나라의 많은 의과대학 졸업식에서는 앞으로 의사로서 어떤 자세로 살아갈지 다짐하는 선서를 합니다.

〈히포크라테스 선서〉는 아주 오래전부터 전해 내려오지만 히포크라테스가 직접 그 선서를 작성하지는 않은 것으로 알려져 있습니다. 오래된 선서를 보면 중복되거나 서로 모순되는 내용이 발견됩니다. 그러므로 히포크라테스가 세상을 떠난 후 오랫동안 수많은 사람들이 고치면서 지금의 〈히포크라테스 선서〉를 만들어낸 것으로 생각할 수 있습니다.

오늘날 의과대학 졸업식에서 하고 있는 선서는 오래전의 〈히포크라테스 선서〉가 아니라 1948년 세계 의사회 총회에서 재구성해 채택한 것입니다. 중세와 근대에 전해진 선서는 너무 길어서 졸업식에서 사용하는 데 적절하지 않습니다. 제2차 세계 대전 당시 아우슈비츠 수용소에서 독일 의사들이 비윤리적 인체 실험을 했다는 사실이 알려지면서 전범 재판 이후 세계 의사회가 의료 윤리를 강조하기 위해 〈히포크라테스 선서〉를 새로 제정했습니다.

히포크라테스의 우수성을 더 잘 보여 주는 『히포크라테스 전집』에는 방대한 의학 지식이 담겨 있습니다. 그러나 이 방대한 책도 히포크라테스가 직접 쓴 것은 아닙니다. 기원전 4세기에 알렉산더 대왕은 그가 정복한 지역 곳곳에 자신의 이름을 딴 알렉산드리아라는 도시를 만들었습니다. 이 집트 북서쪽 지중해와 맞닿은 곳에 있는 알렉산드리아가 가장 유명하며, 기원전 3세기에는 당대 최고 수준의 도서관을 건립했습니다.

소장한 책이 워낙 많았기 때문에 공부를 하려는 사람들은 이 도서관으로 몰려들었습니다. 알렉산드리아는 자연스럽게 학문의 중심지가 되었고, 의학에 관심이 있던 사람들도 이곳에 모여 공부하면서 학문적으로도 교류했습니다. 『히포크라테스 전집』은 이런 사람들이 기원전 4세기경부터 몇백 년 동안 히포크라테스가 남긴 저술과 관련 자료를 수집해 발간한 것입니다.

워낙 오래된 책이라서 현대의 지식과 비교하면 잘못된 내용도 많지만 후대의 의학 발전에는 큰 도움이 되었습니다.

수용소와 병원의 등장

병원은 의료 행위를 하는 사람들이 의학적 처치를 통해 환자를 치료하는 곳입니다. 아픈 사람을 치료가 덜 끝난 상태로 내보낼 수는 없으니 환자가 지내야 하는 병상도 갖추어야 합니다. 과거의 병원이 오늘날과 같지는 않았을 것입니다. 그러니 사람의 힘으로 해결할 수 없는 질병을 치료하기 위해 환자들이 신전에 모여서 집단생활한 것을 병원으로 볼 것인가에 따라 병원의 역사는 달라집니다.

그리스에 신전이 있었듯이 이집트에서는 신에게 도움을 청하기 위한 사원에 환자들이 모여 기도를 하곤 했습니다. 환자들이 모여 있기만 했으면 신전을 여관이나 호텔이라 할 수는 있어도 병원이라 하지는 않았을 것입니다. 하지만 신전에서는 경험이 더 많은 사람이 의학적 조언을 해 주기도 하고 질병이 어떻게 진행될 것인지에 대해 토론하면서 더 나은 치료법을 찾은 후 이를 실행에 옮겼으니, 오늘날에 병원이 하는 역할의 일부를 한 것은 분명합니다.

그리스 남부의 아르골리스주에 있던 소도시 에피다우루스의 아스클레피오스 신전에는 기원전 350년경에 제작된 것으로 보이는 대리석 판에 신전을 찾아온 환자 70명의 이름, 질병의 진행 과정, 환자들의 불만과 치료법이 새겨져 있습니다. 당시에 관심을 가진 병 중에는 농양이 생겼을 때 절개를 하는 등 수술적 방법으로 치료한 경우도 있으며, 적당한 마취제가 없던 시절에 통증을 줄이기 위해 아편계 약물 등을 이용해 꿈꾸는 듯한 수면상태를 유지시키기도 했습니다.

초기의 병원은 어떤 형태였을까요?

일찍이 종교가 발전한 중국과 인도에서도 신을 모시는 곳에 사람들이 모여든 것이 초기 병원의 형태였습니다. 인도를 여행한 중국 승려는 인도 북부 지방에서 바이샤 계급의 지도자가 병든 사람을 돌봐주는 기관을 운영하기도 하고, 환자를 위해 약을 투여하고 자선을 베푸는 집이 있다는 기록을 남겼습니다. 형편이 어려운 환자는 누구나 이 집에 찾아올 수 있었고, 의사 역할을 하는 사람들이 이들을 진찰하기도 했습니다. 환자들은 음식과 약을 제공받으며 병이 호전될 때까지 지낼 수 있었습니다.

그리스 문명을 이어받은 로마에서도 티베르강에 있는 섬에 아스클레피오스 신전을 짓는 등 초기에는 신전이 병원 역할을 했습니다. 또한 기원전 100년경에는 병든 병사, 노예, 검투사를 돌보기 위한 발레투디나리오(Valetudinário)라는 건물을 지었다는 사실이 고고학적으로 확인되었습니다. 2세기에 아우렐리우스 황제의 주치의로 일하면서 동물 해부를 통해 지식을 쌓은 클라우디오스 갈레노스(Claudios Galenos, 131~201 추정)는 페르가몬 출신이었습니다. 갈레노스는 발레투디나리오에서 의사로 일하며 다친 검투사들을 치료했습니다. 그리고 그들의 상처를 통해 인체 장기를 직접 보고 연구할 수 있었습니다. 아스클레피오스 신전에는 기원전 5세기경 것으로 추정되는 병원과 유사한 건물의 설계 도면이 아직 보존되어 있습니다. 이를 통해 학자들은 그 당시 환자의 치료법과 장소의 유례를 상당 부분 찾을 수 있게 되었습니다.

이 건물에는 환자들이 해가 뜨는 방향으로 신전을 바라볼 수 있도록 기둥과 함께 긴 벽을 따라 문이 열리는 긴 방이 배치되어 있습니다. 이 치료실은 수도 중인 성직자가 환자들의 꿈을 치료적 양생법으로 바꾸던 장소였습니다. 산 제물을 바치는 것과 마찬가지로 침상에서의 휴식, 목욕, 운동과 환자의 섭식까지도 관리했습니다. 특히 병원은 치유에 대한 신의 계시를 환자의 꿈을 통해 해석하던 주요 장소였습니다. 환자가 너무 아파서 신전에 머물고 싶어 한다면 그는 자신을 위해 꿈을 꾸어 줄 대리인을 치료실로 보낼 수도 있었습니다.

병원 건립에 대한 기록이 남아 있지는 않지만 고고학적 발견에 따르면 샘슨 병원(Hospital of Sampson)이 로마 시대에 가장 먼저 지어진 병원 가운데 하나입니다. 325년에 개최된 니케아 종교 회의 이후 로마에서 기독교가 공인되자, 성당이 있는 마을마다 병원이 건립되기 시작했습니다. 가장 먼저 건립된 것이 콘스탄티노플의 의사 성 샘슨(St. Sampson the Hospiitable, ?~530)이 지은 바로 이 병원입니다.

로마는 로마 제국 전역에 병자와 부상당한 군인을 위해 병원을 세웠습니다. 안마당이 있는 병원은 밝고 환기가 잘 되도록 지어졌으며 수도가 설치되어 있었고, 사생활이 보장된 방이 있었습니다. 따라서 대부분의 잘 사는 로마인들조차도 갖고 있지 않던 시설을 갖춘 훌륭한 건축물이었습니다. 당시 여기에서 제공된 치료법과, 갈레노스의 첫 직업이 검투사를 치료하는 일이었던 것으로 유추해 보면 군인이 중요한 특수 집단이었다는 것을 알 수 있습니다.

이슬람 지역에서는 기독교인들의 도움을 받아서 7세기에 시리아의 다마스쿠스에 첫 병원을 건립했습니다. 8세기에 바그다드에 건립된 병원은 중요한 역할을 하면서 영향력을 키워 갔습니다. 이와 함께 의학교가 설립되어 교수와 학생들을 양성했고, 초기에는 기독교 출신 의사들이 맡아서 운영하다가 점차 이슬람 의사들로 바뀌었습니다. 이로써 병이 든 사람들은 환자를 환대한다(hospitality)는 뜻을 담은 병원(hospital)에서 치료를 받을 수 있었습니다.

9세기 이후에는 병원에서 일하는 의사들이 전공과목을 구분하게 되었고, 830년에 튀니지에 설립된 알카이라완(al-Quyrawan) 병원에는 대기자를 위한 공간, 예배를 드리는 곳, 목욕을 하는 곳 등이 별도로 마련되어 있었습니다. 당시 한창 영향력을 키워 가던 이슬람 세력은 이집트와 스페인까지 진출하면서 곳곳에 병원을 세웠고, 이슬람 병원에서는 이때 이미 정신과 환자를 위한 병동을 마련하기도 했습니다.

병원과 치료 장소의 역할을 한 수도원

역사적으로 일반인들에게 가장 공포스러웠던 질병으로는 두창(흔히 '천연두'로 알려져 있으나 이는 일본식 표기입니다), 매독, 한센병을 들 수 있습니다. 이 세 질병은 모두 살아남은 사람들에게 보기 흉한 흔적을 남깁니다. 따라서 이 병에 걸린 사람들은 마을에서 쫓겨나는 경우가 많았으며, 매독 환자를 수용한 격리 병동은 1496년에 독일 뷔르츠부르크를 시작으로 여러 도시에 설립되었습니다. 그러나 매독보다 훨씬 크게 유행한 한센병의 경우에는 역사적으로 웃지 못할 이야깃거리를 많이 남겨 놓았습니다.

질병에 대한 지식과 상식이 부족한 상태에서 끔찍한 전염병들이 유행하면 일반인들에게는 한센병이 공포의 대상이 될 수밖에 없었습니다. 하지만 하나님의 사랑을 실천하는 기독교인은 이런 환자를 돌봐야 한다고 생각했고, 그 결과 수도원이 병원과 치료 장소의 역할을 하게 되었습니다.

수도원의 정원에서는 약초를 재배했으며, 수도사가 의학 지식과 의료 제공자 역할을 담당했습니다. 인구가 증가하고 도시화가 진행됨에 따라 병원은 서서히 인구 밀집 지역에서 떨어진 수도원으로부터 도심으로 옮겨가기 시작했습니다. 하지만 수도원에서는 여전히 불쌍한 사람들을 보살

폈습니다. 그러나 종교 의식이 일어나는 장소로서의 특성이 강했던 수도
원은 가난한 사람의 영혼 구원을 병든 몸을 치료하는 것보다 더 중요하게
여겼으므로 한편으로는 감염 질환이 더 전파되는 온상 구실도 하게 되었
습니다.

한센병 환자 수용소 레프로사리움

한센병은 역사적으로 환자가 꾸준히 발생했기 때문에 병에 걸리면 손가
락이나 발가락이 떨어져 나갈 수 있다는 사실이 알려져 있었습니다. 이로
인해 다른 사람에게 혐오감을 주었으며 한센병 환자들은 핍박과 박해를
받으며 살아야 했습니다. 8세기에 프랑크 왕국의 왕으로 수많은 전쟁을
치르며 영토를 두 배나 넓힌 샤를마뉴 대제는 "한센병 환자의 참정권을
박탈하고 시외의 일정한 장소에 격리하며, 종교적인 박애 정신으로 부양"
하라는 칙령을 발표했습니다. 이제 한센병 환자들은 더 이상 사회에 속해
다른 사람들과 어울려 살지 못하고 그들만의 세상으로 쫓겨나는 신세가
되었습니다.

'한센병 환자를 위한 병원', '한센병 환자 수용소'를 뜻하는 레프로사리움
(leprosárĭum)은 설립 초기에 이 환자들을 격리하는 것이 목적이었고, 의
학적 치료를 위해 세운 시설이 아니었습니다. 레프로사리움은 한센병 환
자들의 병동이라는 뜻이었지만, 박애로운 수도사들이 없었다면 죽기 전

에 잠시 머무는 곳의 역할만 했을 것입니다. 『성경』에서 예수가 한센병을 치료하는 것을 도와준 라자로의 이름을 딴 성 라자로 수도회는 한센병 환자를 돌보는 일에 특히 관심을 기울였습니다.

십자군 전쟁에 참여한 후 병에 걸린 병사들은 신성한 전쟁에서 싸웠다는 이유로 존경을 받기도 했습니다. 이들 가운데 마을에서 쫓겨나는 사람들은 성 라자로 수도회가 관리하는 곳에서 도움을 받을 수 있었습니다. 그런 사람들이 모이면서 1098년에 성 라자로 수도회는 한센병 환자를 돌보면서 전쟁 과정에서 발생한 환자도 치료하게 되었습니다.

십자군 전쟁이 한창이던 12세기에는 한센병 환자 시설 관리에 큰 역할을 함으로써 한센병 역사에 큰 자취를 남겼습니다. 십자군 전쟁이 끝난 후에는 유럽 전역에 한센병 환자들을 위한 병원네트워크가 만들어졌으며, 이러한 역사적인 이유로 한센병 환자들을 돌보는 것은 중요한 종교적 임무가 되었습니다. 이것이 유럽에서 병원 설립 운동이 일어나는 자극제가 되기도 했습니다. 1179년 라테란 종교 회의에서는 한센병 환자 구제를 위한 규정을 제정함으로써 한센병 환자를 위한 병원이 설립되는 계기를 마련했습니다.

이탈리아에서 프란체스코회를 설립한 것으로 유명한 아시시의 프란체스코(Francisco d'Assisi, 1181~1226)는 20세에 페루자 전쟁에 참전했습니다. 이때 포로로 잡혀 교도소에서 1년 이상을 지내면서, 그는 가난하고 불쌍한 이들을 도와 주는 일에 헌신하겠다고 결심했습니다. 어느 날 구호품을 전달하기 위해 아시시에 있던 레프로사리움을 방문한 그는 한센병 환

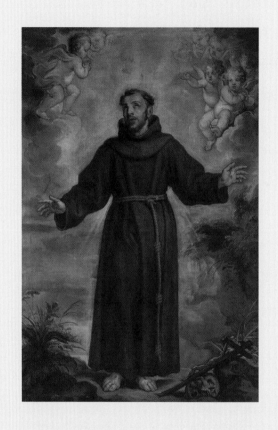

프란체스코회를 창설한 아시시의 프란체스코는
한센병 환자를 위해 헌신하는 삶을 살았습니다.

자라는 사실이 비참하고 통탄할 일만은 아니라는 것을 깨달았습니다. 곧 이들도 일반인들과 똑같은 하나님의 창조물이고 그 나름대로 매력과 신성한 아름다움을 지닌 존재라는 사실을 깊이 인식했습니다. 이것이 그가 한센병 환자를 위해 헌신하는 삶을 선택하고, 프란체스코회가 한센병 환자를 돌보는 병원 역할을 맡게 된 한 이유입니다.

레프로사리움은 한센병 환자들을 모아 놓고 치료하는 기관이었습니다. 하지만 환자를 환자답게 대할 수 있는 시설은 갖추지 못한 채 집단으로 수용하는 기능에만 충실했기 때문에 질병 치료를 위한 병원으로 보기는 어렵습니다. 그렇다 해도 현대적 의미의 병원이 등장하지 않았던 당시 상황을 감안하면 한센병 환자를 수용하기 시작한 것이 오늘날 병원의 기능을 일부라도 담당한 것으로 볼 수 있습니다.

침상 의료에서 병원 의료의 시대로!

각종 질병 증상에 대한 반응, 전문가의 도움을 받는 과정, 의사의 충고를 따르지 않는 환자의 행동 등은 문화적 배경에 따라 결정됩니다. 이러한 과정에서 의료인과 환자의 의사소통이 아주 중요합니다. 권위가 있는 의사와 수동적인 환자 사이에서 발생하는 일방적인 의사소통 방식을 18세기는 침상 의료의 시기, 19세기는 병원 의료의 시기, 20세기 이후는 실험실 의료의 시기로 구분합니다. 침상 의료는 의사와 환자가 긴밀한 관계를 유지하면서 의사가 환자의 말에 귀를 기울이는 것이 의료 행위의 기본이 므로 환자의 영향력이 큰 시기였습니다.

19세기가 되자 현미경을 사용하는 병리학이 발전하면서 의사와 환자의 관계에서 의사가 주도권을 잡기 시작했습니다. 의사가 환자를 살펴 질병을 진단하면 치료도 병원에서 이루어지면서 병원 의료의 시대로 바뀐 것입니다. 프랑스 혁명이 일어난 후 새 지도자들은 의료 개혁을 시작했고, 약 25년 후에는 영국의 위생 개혁에도 같은 내용이 반영되었습니다. 이 두 사건을 통해 두 가지 측면에서 건강에 중대한 영향을 준 변화가 일어났습니다.

첫째는 건강과 질병의 틀을 짜는 방법이 바뀌었고, 둘째는 의학에 기대하는 것이 사회의 변화에 따라 바뀔 수 있게 되었습니다. 이런 역사적 배경으로 인해 의학에 과학적인 특성이 더해졌습니다. 19세기 초 사회가 발전하면서 의료 행위와 보건도 발전하게 되었으며, 그 과정에서 자연스럽게 과학적인 의학으로 연결된 것입니다.

프랑스 혁명을 통해 모든 시민이 의료 서비스를 받을 수 있게 되었습니다. 이로 인해 그동안 단지 사회적으로 부랑자를 위한 수용소 역할을 하던 병원에서 일반 시민이 치료받는 장소로 바뀌었습니다. 따라서 프랑스 혁명은 '침상 의학(bedside medicine)'의 시대에서 '병원 의학(hospital medicine)' 시대로 전환되는 기점이 되었습니다.

18세기에 영국에서 문을 연 병원들은 병원이 새로운 기능을 갖추는 전환점이 되었습니다. 병든 이들을 돌보는 장소로부터 의학적 혁신과 발견을 이루는 곳으로 바뀌기 시작한 것입니다. 베를린이나 미국에 세워진 병원도 서서히 연구 기관으로서의 모습을 갖추기 시작했습니다. 의학교육기관에서는 강의와 독서를 위주로 교육했고, 마지막 해에는 병동에서 교수를 따라다니며 임상 실습을 했습니다. 19세기까지 실험실에서 연구하는 모습은 흔히 볼 수 없었고, 시체 해부 실습이 법으로 제한되어 있었기 때문에 해부는 아주 드물게 이루어졌습니다.

19세기에 병원 의학이 대두된 것은 크림 전쟁에서 보여 준 플로렌스 나이팅게일(Florence Nightingale, 1820~1910)의 활약 덕분이기도 합니다. 19세기 중반에 병원과 의학교육기관이 더 전문화하기 시작하면서 병원 경영도 더 관료적이고 행정적인 방향으로 재구성되었습니다. 이 과정에서 나이팅게일은 병원에서 불쌍한 사람들을 돌보고 간호사를 양성하는 학교를 세우며, 교육 프로그램을 마련함으로써 훗날 간호사라는 직종이 태어나는 데 토대를 마련했습니다. 나이팅게일은 병원을 위생적으로 관리하고, 병원은 환자가 죽으러 가는 곳이 아니라 건강을 회복하고 몸과 마음을 치유하기 위해 찾아가는 곳으로 바꾸는 등 병원의 본질을 개혁하는 데 중요한 역할을 했습니다.

19세기 중반 이후 빈에서는 이그나즈 제멜바이스(Ignaz P. Semmelweis, 1818~1865)를 비롯한 여러 학자들이 모여 앞으로 의학 발전에 기초 의과학이 더 공헌하기 위해서는 기초의학이 중요하다고 주장했습니다. 19세기에는 병원의 규모가 점점 더 커지기 시작했고, 유럽 대륙에는 새 병원이 세워지기 시작했습니다. 때마침 프랑스의 루이 파스퇴르(Louis Pasteur,

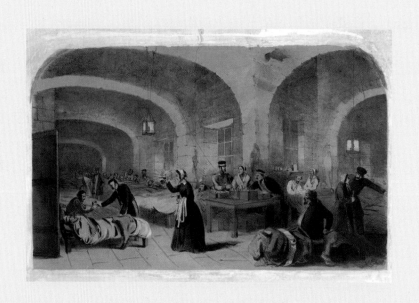

크림 전쟁 당시 나이팅게일은
병원에서 불쌍한 사람들을 돌보고 간호사 양성 학교를 세우며
교육 프로그램을 마련함으로써 훗날 간호사라는
직종이 생겨나는 토대를 마련했습니다.

1822~1895)와 독일의 로베르트 코흐(Robert Koch, 1843~1910)의 연구팀은 독자적으로 연구를 진행했습니다. 그 결과 당시까지 의학에서 가장 큰 골칫거리였던 감염 질환을 거의 해결할 수 있게 되었습니다. 이로써 20세기에 실험실에서 의학을 발전시키기 위한 획기적인 기술과 논문을 발표할 수 있는 바탕을 마련한 것이 의학 발전의 원동력이 되었습니다.

과학에 바탕을 둔 의학교육의 탄생

의사가 되려면 의학을 공부해야 합니다. 그런데 나라마다 의사라는 직업이 발전하는 과정에는 차이가 있습니다. 조선 시대에 한의학을 공부해 의사가 되려던 이들은 각 지역에서 활동하는 한의사들의 조수로 일하면서 공부를 시작했습니다. 유능한 한의사의 조수로 오랫동안 일하면서 실력을 쌓은 후 의원(의사의 옛 이름)이 되기 위한 시험에 통과해야 했습니다. 시험에 합격하면 의원으로 활동할 수 있으며, 능력을 인정받아서 왕궁에서 일하는 경우에는 더 공부해야 했습니다.

그럼 의원이 되기 위한 시험이 없었을 때는 어떻게 의사가 될 수 있었을까요? 아주 오래전에는 아무나 의사 역할을 할 수 있었습니다. 그의 능력을 다른 사람들이 믿기만 하면 가능했다는 뜻입니다. 의사가 되고 싶으면 능력 있는 선배 의사에게 배우거나 자신이 스스로 능력을 쌓는 것으로 충분했습니다.

초기의 의학교육은 무엇을 배우고 가르쳤을까요?

탈레스가 등장한 이후 수많은 학자들이 등장한 고대 그리스나 공자가 활동하던 시기의 중국에서는 유명 학자들이 제자들을 이끌고 다녔습니다. 오늘날처럼 교실에서 공부한 것은 아니었지만 스승을 따르는 제자들과 토론하며 지식을 쌓았습니다. 모르는 문제의 답을 알아내기 위해 끊임없이 생각하고 관찰했습니다. 실험을 하는 경우도 있었습니다.

기원전 5~4세기에 의학의 아버지 히포크라테스가 활동할 때는, 당시 많은 그리스 학자들이 그랬듯이 스승을 따르는 제자들이 스승 옆에 모여 공부하는 경우가 많았습니다. 디오게네스(Diogenes, 기원전 412~기원전 323 추정)처럼 제자를 받지 않는 경우도 있었지만 말입니다.

히포크라테스가 세상을 떠나고 약 500년 후에 등장한 로마의 갈레노스는 황제의 의사로 일하면서 전투나 검투 때문에 부상을 입은 많은 사람들을 치료했습니다. 상처를 치료하려면 자연스럽게 상처 안을 들여다보는데, 눈에 보이는 곳보다 더 깊은 부위를 볼 수는 없었습니다. 부상당한 사람의 몸 속을 손이나 도구로 헤집는다면 통증이 생기고 상처가 악화되어 환자가 견디지 못하기 때문입니다.

갈레노스는 자신에게 부족한 의학 지식을 채우기 위해 동물을 해부해 공부했습니다. 그리고 여러 동물에서 얻은 지식을 통해 사람의 몸을 유추했습니다. 그는 후대 사람들이 공부하는 데 도움이 되도록 아주 방대한 양의 저술을 남겼습니다. 사람의 몸과 동물의 몸 구조가 같지 않음에도 그가 남긴 지식을 후대인들이 너무 믿어서 더 이상 연구하려 하지 않은 것이 문제였습니다. 이로 인해 유럽에서는 그의 책을 1,000년이 훨씬 넘도록 진리로 받아들였습니다. 역시 그의 책을 보며 공부한 중동에서는 유럽과 달리 갈레노스의 책을 바탕으로 더 깊이 있게 공부했으므로 의학이 더 발전했습니다.

중세 대학의 탄생과 해부학 교육의 발전

1088년 유럽에서는 처음으로 이탈리아 볼로냐에 대학교가 문을 열었습니다. 볼로냐는 로마, 나폴리, 베네치아와 함께 이탈리아 5대 도시인 밀라노와 피렌체 사이에 있습니다. 작은 도시의 고풍스러운 건물에 자리한 볼로냐 대학교는 도서관과 해부학 실험실을 개방해 관광객을 맞아줍니다.

볼로냐 대학교가 문을 연 이후 파리 대학교, 옥스퍼드 대학교 등이 뒤를 이어 생겨났습니다. 처음 대학이 생겨나면서 다양한 학문을 공부할 수 있었지만, 중심이 되는 것은 신학, 의학, 법학이었습니다. 중세 사회에서는 기독교 사상이 중심에 있었으므로 대학에서 신학 공부를 하는 것은 당연했습니다. 그리고 대학 설립 초기부터 의학과 법학은 공부해야만 얻을 수 있는 지식임을 염두에 두고 있었던 것입니다.

생명과학, 화학, 지구과학 등과 마찬가지로 의학에서는 학자들이 눈에 보이는 뭔가를 발견하면 그 구조와 기능을 알아내려 합니다. 사람의 몸을 대상으로 하는 의학에서는 몸을 이루는 구조물을 발견해서 그 구조와 기능을 알아내려고 연구하면서 해부학이 발전했습니다. 사람 몸의 구조를 가장 먼저 연구하면서 그 구조물의 기능을 알아내는 것이 일반적인 순서입니다.

로마에 교황이 살고 있었으므로 중세의 중심지는 이탈리아의 로마라 할 수 있습니다. 1095년 11월 클레르몽 회의에서 십자군 전쟁을 시작하기로 한 결정도 교황 우르바노 2세(Urbanus II, 1042~1099 추정)의 뜻이었습니다. 그런데 거의 200년 동안 이어진 전쟁에서 유럽이 승리하지 못하자 유럽인들의 사고방식이 바뀌기 시작했습니다.

그동안 종교적인 이유로 허용되지 않았던 시체 해부가 이탈리아에서 가능해진 것은, 교황이 살고 있어서 십자군 전쟁의 영향을 가장 많이 받았으며 이로 인해 유럽에서 사고방식이 가장 먼저 바뀌었기 때문입니다. 사람의 시체를 해부해 장기들이 어떻게 생겼는지를 확인해 본 결과 동물 해부를 통해 얻은 지식을 기술한 갈레노스의 책 내용과는 많이 달랐습니다. 그래서 의학 교육에도 혁신이 일어났습니다. 과거의 지식만 답습하던 관행에서 벗어나 직접 눈으로 보고 확인하려는 사고방식이 생겨난 것입니다.

1543년에 출간된 안드레아스 베살리우스(Andreas Vesalius, 1514~1564)의 『인체의 구조에 관하여』와 니콜라우스 코페르니쿠스(Nicolaus Copernicus, 1473~1543)의 『천체의 운동에 관하여』에서는 그때까지 진리라고 믿어온 내용이 진리가 아닐 수 있음을 보여 주었습니다. 그래서 실험과 관찰을 통해 확인하려는 '과학적 사고와 태도'가 싹트기 시작했습니다.

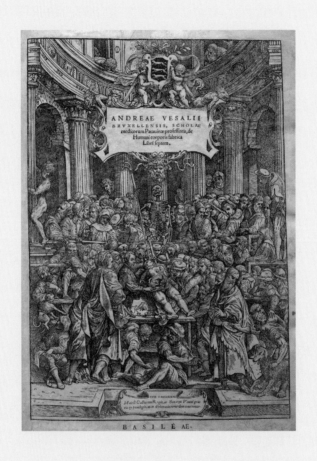

해부학자 베살리우스가
1543년에 출간한 『인체의 구조에 관하여』 표지

의학에서도 해부학과 생리학 등 기초의학이 전보다 좀더 중요해지기는 했지만, 학생들은 직접 실습하지 않고 조수가 하는 해부 실습을 그냥 지켜보기만 했습니다. 베살리우스가 쓴 책에서는 의학을 공부하는 학생들의 의학 교육이 실습 중심으로 바뀌어야 함을 보여 주었지만 과학적 의학이 시작되는 단계에 불과했습니다. 16세기에도 의학 교육에서 해부 실습은 학생이 직접 하는 것이 아니라 구경하는 것이었습니다.

질병의 본질을 이해하기 위한 침상 옆 교육

침상 옆 교육은 실제 환자가 있는 임상 현장에서 이루어지는 것입니다. 오늘날에는 의학을 공부하는 학생이라면 누구나 병동에서 환자를 파악한 다음 주치의와 함께 회진을 돌기도 하고, 환자를 직접 만나 이학적 검사 등을 함으로써 침상 옆에서 이루어지는 교육을 직접 체험하고 있습니다. 이러한 과정은 질병의 진단과 치료에 필요한 의학적 추론 능력과 술기뿐 아니라 의사의 전문 직업성과 관련한 의사소통, 의료 윤리 등을 학습할 수 있는 중요한 기회가 됩니다. 의사가 되기 위해 의과대학에서 환자를 만나는 것은 당연한 일입니다. 하지만 이게 의학 교육에서 당연한 일이 된 것은 그리 오래 되지 않았습니다.

17세기에 영국의 토머스 시드넘(Thomas Sydenham, 1624~1689)은 어떻게 하면 질병을 잘 치료할지 연구하는 데 집중했습니다. 그는 질병을 이해하기 위해 증상이 처음 발현했을 때부터 증상이 완전히 소실될 때까지 임상 관찰을 해야 한다고 생각했습니다. 시드넘은 의사와 의과대학생이 실험실에서 연구를 하는 것보다는 병실로 가서 환자를 많이 만나야 한다고 생각했습니다. 그는 경험을 통해 각각의 질병에 대한 가장 좋은 치료법을 배우고 결론은 나중에 내리자고 주장했습니다. 이와 같은 질병에 대한 새로운 관점을 토대로, 의사들이 질병의 본질을 이해하기 위해 침상 옆에서 관찰하고, 정확하게 질병을 진단하기 위해 노력하게 되었습니다.

18세기 초 네덜란드 레이던 대학교의 교수였던 헤르만 부르하버(Hermann Boerhaave, 1668~1738)는 제자인 알브레히트 폰 할러(Albrecht von Haller, 1708~1777)가 '이 시대 전 유럽 스승의 표상'이라 할 만큼 의사이자 임상 교수로 활약했습니다. 병실을 돌아다니며 환자들에게는 친근한 말투로 안정감을 주었고, 제자들에게는 올바른 의사의 태도를 보여 주며 회진을 통해 교육했습니다. 부르하버가 현대적인 환자 진찰법과 회진을 돌며 교육하는 방법을 처음 적용하면서 침상 옆 교육의 효시가 되었습니다.

사실 이보다 앞서 이탈리아 파도바 대학교에서 16세기 중반에 이미 침상 옆 교육이 이루어졌다는 기록도 있습니다. 당시 학생들이 남겨 놓은 공책과 교수들이 남겨 놓은 인쇄물에 증거가 남아 있습니다. 학생들은 회진을 하며 침상 옆에서 교육을 받았고, 소변 검사와 맥박 측정도 하고 배를 만져 보며 진단했고 환자의 집을 방문하기도 했습니다.

전쟁처럼 특수한 상황을 제외하면 19세기 이전에 그려진 대부분의 그림에서 의사들은 특별히 하는 일 없이 환자 곁을 지키고 있습니다. 중세

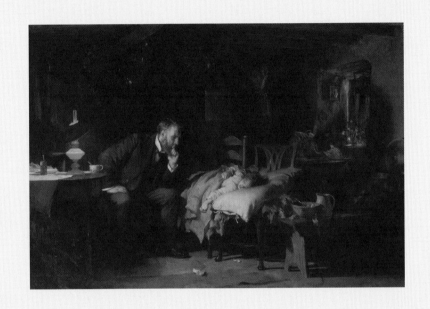

루크 필즈의 1891년 그림인 〈의사〉에는
환자 곁에서 고뇌하는 의사의 모습이 담겨 있습니다.

가 끝나고 근대에 접어들면서 1900년이 될 때까지 의학이 꽤 발전하기는 했습니다. 하지만 18세기 말부터 19세기에 걸쳐 에드워드 제너(Edward Jenner, 1749~1823)와 파스퇴르의 연구 결과에 따라 백신으로 감염 질환을 예방할 수 있음이 알려졌고, 코흐가 세균이 감염병의 원인임을 증명했을 뿐입니다. 1840년대에 마취제가 발견되고 1860년대에 멸균 처리법이 도입되면서 수술을 받은 환자의 예후가 획기적으로 좋아졌지만 치료약은 거의 개발되지 않았습니다. 그랬으니 초기 치료를 마친 의사는 다른 사람들과 마찬가지로 환자가 낫기를 기대하며 기다릴 수밖에 없었습니다. 이런 상황을 가장 잘 담아낸 작품이 있습니다. 1891년에 루크 필즈(Luke Fildes, 1843~1927)가 그린 〈의사〉입니다. 환자 곁에서 고뇌하는 이 의사는 환자에게 신경을 쓰고 있기는 하지만 지켜보는 것 외에 할 수 있는 것이 없고 오직 환자가 회복되기를 소망할 뿐입니다.

과학 기반 의학교육의 출발점 〈플렉스너 보고서〉

1879년에 문을 연 존스 홉킨스 의과대학은 빠른 시일 내에 미국 최고의 의과대학이 되려는 목표를 갖고 있었습니다. 어떻게 하면 최고의 의사들을 길러낼 수 있을지를 고민한 윌리엄 할스테드(William S. Halsted, 1852~1922), 하워드 켈리(Howard A. Kelly, 1858~1943), 윌리엄 오슬러(William Osler, 1849~1919), 윌리엄 웰치(William Welch, 1850~1934)는 미국에서 최초로 4년간의 의학교육과정을 수립했습니다. 이들의 목표는 졸업과 동시에 환자를 진료할 수 있는 능력을 갖춘 의사를 양성하는 것이었습니다. 중환자라면 시설이 좋고 전문가가 있는 큰 병원에서 치료해야 합니다. 하지만 일반적인 질병은 직접 치료하고 자신이 치료할 수 없어 다른 전문가에게 보낼 때는 어느 병원의 어떤 전문가에게 보낼지를 직접 결정할 수 있는 의사를 길러내는 것이 목표였던 것입니다.

확실한 교육 목표를 세우고 그 목표를 달성할 수 있도록 교육 과정을 수립해 운영하자 학생들의 실력이 크게 향상되었습니다. 이와 달리 미국 정부에 의사를 양성하겠다는 허락을 받아 놓고, 특별한 교육 과정도 없이 그냥 선배 의사들을 따라다니며 경험으로만 배우게 하는 것이 주요 교육인 학교도 있었습니다. 의과대학에서 뭘 어떻게 가르쳐야 하는지에 대한 고민 없이 경험을 통해 얻은 지식만으로 의사 자격이 주어지다 보니, 지역별 특성에 따라 환자군도 달라지는 상황을 치료 과정에 제대로 반영하지 못했습니다. 그랬으니 의사가 된 후에도 환자를 제대로 처치하지 못하는 경우가 많았고, 환자들은 자신을 치료하는 의사가 명의인지 돌팔이인지 의심하는 상태로 병원에 가야 했습니다.

"왜 이렇게 의사들의 실력이 천차만별인가?" 미국인들의 이런 불만을 해소하고 의사들에 대한 기본 평가를 위해, 1908년에 개최된 카네기 재단 이사회에서 의과대학과 법과대학에서 진행되는 연구에 재정을 지원하기로 결정했습니다. 이 연구자로 선정된 교육학자 에이브러햄 플렉스너 (Abraham Flexner, 1866~1959)는 1907년부터 3년 동안 미국과 캐나다 의

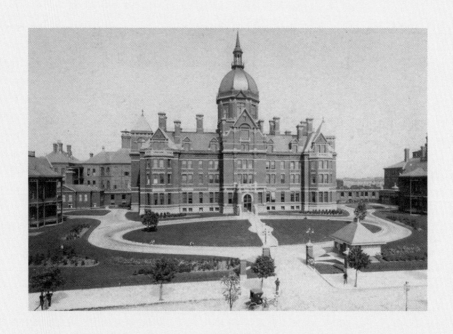

1893년 4년제 의학교육 기관으로 문을 연 존스 홉킨스 의과대학은
과학을 기반으로 한 의학교육의 이상적인 모델이었습니다.

과대학의 교육 여건과 교육 과정을 조사한 후 1910년에 보고서를 제출했습니다. 플렉스너는 미국에서 의사를 양성하는 대부분의 의과대학을 조사한 다음 1918년에 의학 교육에 대한 조사 내용과 자신의 의견을 담은 〈플렉스너 보고서〉를 발표했습니다.

이 보고서에서 제안한 핵심 내용은 과학을 기반으로 한 의학 교육이었습니다. 그는 1893년에 4년제 의학교육기관으로 문을 연 존스 홉킨스 의과대학을 가장 이상적인 모델로 제시했습니다. 이를 토대로 과학적인 기초를 교육받은 학사 학위 취득자를 입학 대상으로 하고, 기초의학과 임상의학을 2년씩 교육하는 교육 과정을 제안했습니다.

불과 몇십 년 전인 1870~1880년대에 프랑스에서는 파스퇴르가 세 가지 백신을 발견했고, 독일에서는 코흐가 탄저병, 결핵, 콜레라 등 세 가지 감염병이 세균으로 인해 발생함을 밝힌 것에서 볼 수 있듯이 플렉스너는 '기초의학이 발전해야 의학도 발전한다'라고 생각했습니다. 그래서 4년간의 의학교육과정 중에 2년은 기초의학, 2년은 임상의학을 공부해야 한다고 제안한 것입니다. 그의 제안은 미국 정부 등 세계 많은 나라에 영향을 주었으며 1910년 이후 의학교육과정이 기초의학과 임상의학을 합쳐서 4년 동안 공부하는 과정이 보편화했습니다.

〈플렉스너 보고서〉가 발표된 후 의과대학 저학년에서는 해부학, 생리학, 생화학, 약리학, 미생물학 등을 공부하는 교육 과정이 마련되었습니다. 이와 같은 교육 과정은 플렉스너가 기초의학의 중요성을 인식했기 때문에 만들어진 것입니다. 역사적으로 미국 의학은 기초의학보다 임상의학 중심으로 발전해 왔습니다. 하지만 19세기 말에 독일에서 유학한 사람들이 기초의학이 발전하면 임상의학 발전에도 큰 도움이 된다는 사실을 깨달았습니다. 그랬기에 플렉스너의 제안을 받아들일 수 있었습니다.

단 플렉스너가 주장했듯이 다양한 소양을 가진 의사를 양성하기 위해 미국에서는 일단 대학을 다닌 후에 의과대학에 진학하게 합니다(우리나라와 비교하면 의학 전문 대학원 제도와 비슷합니다). 그리고 다른 나라에서는 의학 공부를 준비할 의예과 과정을 2년 동안 거치게 합니다.

과학에 바탕을 둔 의학교육과정이 제안되자 전 세계의 많은 국가들이 이와 유사한 교육 과정을 마련해 의사를 양성하게 되었습니다. 과학을 바탕으로 한 의학이 의학 교육에서 중요한 위치를 차지한 것입니다. 이후로 지금까지 100여 년 동안 과학을 바탕으로 한 의학은 계속해서 그 지위를 확고하게 유지하고 있습니다.

질병 치료에서 건강 관리로, 의사와 병원의 역할

의사와 병원은 어떤 일을 할까요?

진로 탐방을 위해 제가 근무하는 기관에 고등학생들이 방문하면 보통 한 시간은 의과대학과 병원의 시설을 둘러봅니다. 다음 한 시간은 의학이 무엇이며 어떻게 발전하면서 많은 의료 관련 직종이 만들어졌는지 등 의학의 발전에 대한 전반적인 이야기를 나눕니다. 의사가 되고 싶어 하는 사람이 모두 의사가 될 수는 없고, 좋은 의료가 이루어지기 위해서는 의사 이외에도 여러 의료인들의 역할이 중요하다는 걸 알려 줍니다. 그리고 마지막 시간에는 자신이 공부하고 싶은 보건의료 관련 학과의 선배들과 만나서 설명을 듣고 입시 전략, 질의응답 시간 등을 가집니다.

의과대학과 병원을 방문한 학생들에게 "의사가 무슨 일을 하는 사람인가?", "병원이 어떤 일을 하는 곳인가?"라고 질문하면 흔히 "의사는 병을 고쳐 주는 일을 직업으로 하는 사람", "병원은 질병을 고쳐 주는 곳"이라고 대답합니다. 이미 세상이 많이 바뀌었음에도 의사와 병원을 대하는 생각에는 변함이 없음을 보여 주는 대답입니다.

병이 있을 때 병원에 가서 고치는 것과 병이 없을 때 미리 예방을 하는 것 중 어떤 것이 더 건강에 좋을까요? 그렇습니다. 문제가 생기기 전에 미리 조치를 취하는 것이 좋습니다. 그러므로 이제는 "의사는 건강을 관리해 주는 사람", "병원은 건강을 관리하는 곳"이라고 답해야 합니다. 병이 생기기 전에는 한 번도 병원에 가지 않다가 병이 생긴 후에 진료를 받는다면 중병으로 진행했을 가능성이 높습니다. 따라서 건강할 때 건강 검진을 주기적으로 받는 것이 건강을 지키는 좋은 방법입니다.

점점 더 중요해지는 의학 연구와 임상시험

19세기가 끝날 때까지 의학적으로 질병을 치료할 수 있는 방법이 많지 않았지만, 이제 많은 질병을 치료할 수 있게 된 것은 특히 약이 발전했기 때문입니다. 몇십 년 전에는 종기를 치료하는 데 '이명래 고약'처럼 특정인이 개발한 약을 특별한 시험 과정도 거치지 않고 많은 사람이 사용하기도 했습니다. 하지만 지금은 약으로 인정을 받으려면 임상시험을 통해 전 세계적으로 아주 엄격한 기준을 통과해야 합니다. 이처럼 새로운 약을 개발하고 사용하는 기준이 엄격해진 이유는 과거에 제대로 시험하지 않은 약을 사용했다가 끔찍한 피해가 발생한 사례가 있기 때문입니다.

새로운 약을 개발하기 위해서는 기초의학을 연구하는 의학자, 약학자, 생명과학자 등이 먼저 세포를 이용해 특정 물질에 원하는 효과를 내는 성분이 있는지 연구해서 찾아내야 합니다. 세포 실험이 성공적으로 진행되면 실험동물에 이 물질을 처치해서 진짜 효과가 있는지를 확인해야 합니다. 그 후에 이 결과를 식품의약품안전처에 제출해 임상시험을 시작하기 위한 승인을 받아야 합니다. 임상시험은 1상, 2상, 3상, 4상으로 구분되며, 보통은 3상까지 성공적으로 끝난 다음 그 결과를 식품의약품안전처에 제출해 효과를 확인받아야 해당 제품을 상업적으로 사용할 수 있습니다. 임상시험 과정은 5장의 234~238쪽에서 조금 더 자세히 설명하겠습니다.

지난 100년 동안 약과 함께 의학 발전에 큰 공헌을 한 것으로 의료 기기를 들 수 있습니다. 수술용 기기는 오래 전부터 개발되어 왔으며, 진단용 기기로는 1816년에 프랑스의 르네 라에네크(René Laënnec, 1781~1826)가 사용한 청진기가 최초입니다. 그 후로 지금까지 의료 행위에 사용되는 기기는 엄청나게 많아졌습니다. 오늘날에는 자기공명영상(Magnetic Resonance Imaging, MRI)을 찍는 사람보다 큰 영상용 기계나 수술용 로봇이 환자의 진단과 치료에 이용되고 있습니다.

의료 기기도 약과 마찬가지로 임상시험을 거쳐야 실제로 병원에서 환자의 치료에 사용할 수 있습니다. 임상시험은 문자 그대로 시험이므로 언제라도 예상치 못한 결과가 나타나서 환자에게 해를 입힐 가능성이 있습니다. 따라서 의사가 지켜보는 가운데 아주 조심스럽게 시행해야 합니다. 목적에 따라서는 환자가 병원에 입원한 상태로 진행해야 할 수도 있습니다. 임상시험이 병원에서 진행되고 있으므로, 이제 병원은 환자를 치료하는 곳일 뿐만 아니라 약과 의료 기기 등의 임상시험을 시행하는 곳이기도 합니다.

'아무리 그래도 내 몸을 임상시험에 사용할 수는 없다'라고 생각하면 임상시험에 참여하지 않으면 됩니다. 임상시험도 안전이 무엇보다 중요한 일이므로 연구를 통해 가장 좋은 방법을 찾아서 시행해야 합니다. 그 과정에서 조금이라도 이상이 발견되면 즉시 중단하고 환자를 건강하게 회복시키기 위한 프로토콜이 마련되어 있습니다. 이처럼 병원의 역할은 점점 더 커지고 있습니다.

의학에서 인문학이 강조되는 이유

의학은 과학일까요? 인문학일까요?

이제 우리나라 고등학교에서 문과와 이과를 구분하지 않지만 과학은 이과, 나머지는 문과라 생각하는 경향이 아직 남아 있습니다. 이 세상을 잘 살아가려면 양쪽 지식이 모두 필요함에도 사람들은 여전히 '나는 과학 적성이 아니야' 또는 '나는 과학이 좋아'라고 생각합니다.

앞에서 1910년에 플렉스너가 제안한 4년제 의학 교육이 받아들여졌다고 이야기했습니다. 그런데 19세기에 위생 개혁 운동이 일어날 때부터, 질병으로부터 해방되기 위해서는 개인도 건강을 유지해야 하지만 그 개인이 속한 사회의 운영 방식도 중요하다는 점을 익히 알고 있었습니다. 1850년대에 런던에서 콜레라가 유행할 때 식수의 중요성을 주장한 존 스노(John Snow, 1813~1858)가 '공중 보건학의 아버지'라는 별명을 얻은 것

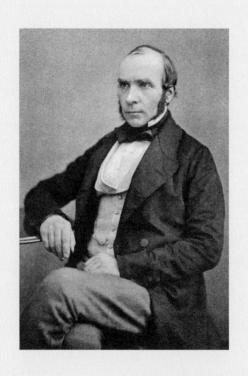

1850년대에 런던에서 콜레라가 유행할 때
의사 존 스노는 식수의 중요성을 주장함으로써
'공중 보건학의 아버지'라는 별명을 얻었습니다.

은 사회학이 이미 의학의 주류에 편입되기 시작했음을 보여 줍니다. 그래서 1910년에 이미 예방의학이라는 과목에 문과 학문인 인문학과 사회학이 이미 자리 잡고 있었습니다.

인문학과 사회학은 과학과 구별된다는 공통점이 있기는 하지만 분명히 다른 분야입니다. 정치, 경제, 문화, 법, 교육 등이 사회학에 속하며, 문학, 역사, 철학, 윤리, 어학 등이 인문학에 속합니다. 예방의학 내에 사회의학이 들어오기는 했지만 1910년 의학교육개혁 당시에 인문학은 의학에서 자리를 잡지 못했습니다.

제2차 세계 대전 후 독일군의 전범 재판이 진행되면서 의료 윤리가 중요한 문제로 대두되었습니다. 1946년 10월부터 1947년 8월 사이에 독일 뉘른베르크에서 열린 전범 재판에는 요제프 맹겔레(Josef R. Mengele, 1911~1979)를 필두로 아우슈비츠 강제 수용소에서 포로를 대상으로 미생물과 독소 작용제 같은 생물학 무기, 독가스 같은 화학 무기를 이용해 비윤리적인 인체 실험을 일삼은 23명이 재판에 회부되었습니다. 이중 20명이 의사였으며, 재판받는 내내 "어차피 죽을 사람들을 대상으로 의학 지식을 얻기 위해 실험을 한 것이 무슨 죄가 되느냐"라는 식의 태도를 보여 재판을 지켜보는 이들을 놀라게 했습니다. '의사들이 저래도 되나'라는 의문에서 윤리의 중요성이 제기되었지만 의학 교육에서 당장 달라진 것은 없었습니다.

뉘르베르크 재판을 통해 1947년에 인간을 대상으로 하는 연구의 기본 원칙을 담은 뉘른베르크 강령이 발표되었습니다. 이듬해에 열린 세계의

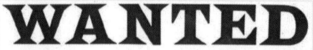

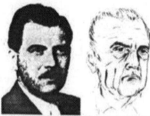

뉘른베르크 전범 재판에서 비윤리적 인체 실험을 일삼아
재판에 회부된 나치 강제 수용소의
내과 의사 요제프 멩겔레의 현상수배 전단지

사회에서는 의사가 지켜야 할 윤리적 내용을 담은 〈히포크라테스 선서〉 (개최된 도시의 이름을 따서 '제네바 선언'이라고도 합니다)가 정립되면서 의학 교육에 도입되기 시작했습니다.

흔히 '의학은 과학'이라 하지만 이건 옳은 표현이 아닙니다. '의학은 과학적 방법을 이용해 크게 발전한 학문으로, 사람을 대상으로 하기 때문에 인문학적 소양이 필요한 학문'으로 보아야 합니다. 따라서 의학에는 과학적, 사회학적, 인문학적 사유가 모두 필요합니다.

인권 의식이 대두되고 세상에 평화가 찾아오자 의료 윤리에 대한 중요성은 점점 강하게 대두되었습니다. 1964년 세계의사회 총회에서는 '헬싱키 선언'이라는 이름으로 임상 실험에서 의사가 지켜야 할 내용을 권고하면서 인체 실험의 근본 원칙을 강조했습니다. 또 1979년에는 미국 '생명 의학 및 행동학 연구에서의 피험자 보호를 위한 국가 위원회'에서, 연구 윤리와 생명 윤리 체제의 기본 원칙을 담은 〈벨몬트 보고서〉를 발표했습니다. 이 보고서의 내용은 같은 해에 톰 비첨(Tom L. Beauchamp, 1939~)과 제임스 칠드러스(James F. Childress, 1940~)가 쓴 『생명 의료 윤리의 원칙들』에서 가장 기본이 되는 네 가지 원칙으로 제시한 자율성 존중의 원칙, 악행 금지의 원칙, 선행의 원칙, 정의의 원칙과 유사한 내용을 담고 있습니다.

인간이 아닌 질병에 관심을 갖게 된 의학

과학이 발전하면서 속도나 길이, 온도처럼 수치로 표시하는 방식이 일반화했습니다. 의학에서도 맥박, 혈압, 체온 등을 측정하기 시작했습니다. 20세기 말에 이르자 영상술로 미세한 부분을 관찰할 수 있게 되고, 마이크로(10^{-6}) 단위를 넘어서 나노(10^{-9}) 단위에 이르기까지 미세한 물질을 검출할 수 있게 되었습니다. 그러자 눈에 보이고 손에 잡히는 것은 무엇이든 관찰하고 측정하는 일이 보편화했습니다. 그러면서 의사도 환자가 이야기하는 주관적 증상보다는 객관적 수치에 더 관심을 갖게 되었습니다. 환자를 위해 존재하는 의사가, 환자의 이야기보다는 환자의 몸에서 찾을 수 있는 이상 소견에 더 관심을 갖게 됨으로써 객관화한 수치를 더 중요하게 생각한 것입니다.

이렇게 의학의 과학화가 진행되자 의학은 인간이 아닌 질병에 관심을 갖게 되었습니다. 그렇지만 의학의 중심은 의학적 처치를 필요로 하는 사람이며, 과학적 방법을 총동원해도 진단할 수 없는 질병은 얼마든지 있습니다. 지난 몇십 년 동안 비약적으로 발전한 의학 지식과 의료기술이 오늘날의 현대 의학을 이루었지만, 인간 중심이 아닌 질병 중심으로 의학이 발전하면서 결국 의학의 근본에 있는 사람을 홀대하게 되었습니다. 이것이 바로 사람 중심의 인문학적 의학이 필요한 이유입니다.

20세기 초중반까지 의학의 치료 대상은 대부분 감염병이었습니다. 뒤에서 소개하겠지만, 백신과 약을 개발하면서 20세기 후반이 되자 감염병은 서서히 감소했습니다. 어느 날 갑자기 유행하면서 많은 사람의 목숨을 앗아가던 감염병이 더 이상 큰 문제가 되지 않자 인류 대부분이 모두 건강하게 살 수 있었습니다. 그러자 새로운 질병이 감염병의 자리를 대신하게 됩니다.

백신과 약이 발전하고 제2차 세계 대전 후 지구에 평화가 찾아오자 농업 생산성도 크게 높아졌습니다. 인구가 늘어나면 위기가 올 것이라 예상한 토머스 맬서스(Thomas R. Malthus, 1766~1834)의 이론이 빗나가고, 농업 생산성이 향상되면서 인류 역사상 가장 먹을 것이 풍부한 시기가 찾아왔습니다. 열량이 높은 패스트푸드가 보급되면서 영양 공급이 전보다 훨씬 좋아졌습니다. 그러자 인체 면역력이 현저히 좋아졌고, 위생 관념도 높아지면서 감염병이 전파되기 어려운 환경이 마련되었습니다.

의학에 인문학이 필요한 이유

이러한 조건이 갖추어지면서 20세기 중반 이후 감염병은 전보다 현저히 줄어들었고, 사람들의 수명이 점점 길어졌습니다. 그 결과 사람들은 오래전부터 존재해 왔던 다른 질병들을 더 중요하게 인식하기 시작했습니다. 비감염성이며 눈에 잘 띄지 않는 만성 질환으로 인해 사람들의 건강에 적신호가 켜진 것입니다.

이렇게 만성 질환 중심으로 질병의 패러다임이 바뀌기 시작할 때 처음으로 찾아낸 마법의 탄환(Magic Bullet)이 인슐린이었습니다. 또 1980년대부터 유전학이 크게 발전하면서 질병의 원인을 유전자에서 찾으려고 시도했고, 지금은 인간 유전체를 완전히 해독한 상태입니다. 그러나 만성 질환의 원인이 되는 유전자는, 특정 유전병에서 특정 유전자의 변이가 발견되는 것과 다르게 병마다 다양하게 나타납니다. 따라서 하나의 유전자가 아니라 여러 유전자가 복합적으로 관여하는 것으로 확인되고 있습니다. 감염병을 치료할 수 있는 '마법의 탄환'은 찾을 수 있었지만, 오늘날 주요 질병으로 자리잡은 만성 질환을 치료하기 위한 '마법의 탄환'을 발견하는 것에는 한계가 있다는 점이 현대 의학이 해결해야 할 문제입니다.

만성 질환은 치료(treatment)보다 돌봄(care)에 중점을 두고 살펴야 합니다. 따라서 의사가 환자와 돈독한 관계를 유지하면서 함께 건강 문제를 해결해야 합니다. 이를 위해 침상 옆에서 느낄 수 있는 의사의 손길이 더 중요해질 것이며, 이는 의사에게 인문학적 소양이 필요한 이유이기도 합니다.

기기와 진단법 등의 발전을 토대로 의학이 발전하면서 과거에는 예상치 못했던 복잡한 의료 상황이 발생할 가능성이 높아지고 있습니다. 이에 따라 의료 현장에서 고려해야 할 윤리의 중요성이 높아지고, 질병의 양상이 변화하면서 의사와 환자의 관계도 바뀌고 있습니다. 따라서 지금까지는 병원에서 질병 치료만 받아도 만족했다면, 이제는 인간적인 대우를 받으면서 치료받기를 원하는 등 의학에서 인문학의 중요성이 점점 커져 가고 있습니다.

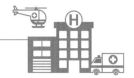

원시 시대에도 수술을 했어요

문헌 기록이 남아 있지 않은 선사 시대를 연구하려면 오늘날까지 남아 있는 유물들을 토대로 증거를 찾아야만 합니다. 선사 시대에 의사라는 직업이 있었는지, 그들이 어떤 방식으로 환자를 진료하고 치료했는지는 정확하게 알 수 없지만 그 당시에도 뇌 수술을 했다는 점은 분명합니다.

사람의 머리뼈는 아주 단단합니다. 그래야 뼈 안에 있는 중요한 뇌를 보호할 수 있기 때문입니다. 그런데 놀랍게도 돌멩이만 사용했던 신석기 시대에 뇌 수술을 한 흔적이 남아 있습니다. 돌로 만든 도구밖에 없는 상황에서 단단한 머리뼈에 구멍을 내는 수술을 했다는 게 믿기지 않습니다. 하지만 이러한 흔적을 남긴 유골은 유럽, 아메리카, 아프리카, 아시아 곳곳에서 발견되며 우리나라에서도 가야 시대 고분에서 한 개가 발견되었습니다.

유럽의 퇴적층에서 발견되는 선사 시대 머리뼈에는 이상한 구멍이 뚫린 것들이 많습니다. 페루의 고대 문명지에서도 구멍 뚫린 머리뼈가 발견되었습니다. 이러한 머리뼈는 1870년대에 처음 발견되었으며, 수술에 익숙

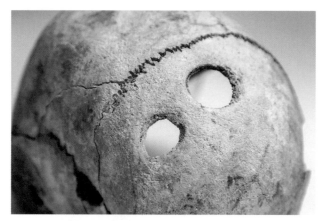

• 돌멩이만 사용했던 신석기 시대에 뇌 수술을 한 흔적 •

하지 않았던 당시 의사들이 이 머리뼈들을 보고 얼마나 놀랐을지는 상상하기 어려울 정도입니다.

그렇다면 선사 시대 사람들은 무슨 이유로, 어떻게 머리뼈에 구멍을 뚫었을까요? 아마도 두통이나 간질병 환자의 뇌에 들어 있다고 생각한 악령을 쫓아내기 위해 구멍을 냈을 것입니다. 뚫린 구멍은 대부분 둥글며, 이때 나온 뼛조각은 부적으로 쓰기도 했습니다. 또 머리에 골절을 일으킬 수 있는 무기가 사용된 지역에서 구멍 뚫린 머리뼈가 흔히 발견되는 것으로 보아, 상처 입은 머리뼈 조각을 제거하고 두개내압을 조절하기 위해 수술했을 것이라는 주장도 있습니다. 통증과 이차 감염을 해소한 방법은 확실치 않지만, 수술 부위에 뼈가 새로 자라난 흔적이 있는 것으로 보아 수술받은 사람이 꽤 오랫동안 살아 있었을 정도로 수술이 성공적이었던 것이 특징입니다.

이보다 시기가 늦기는 하지만 성형 수술도 이미 기원전에 시작되었습니다. 오늘날 성형 수술이라 하면 미용을 위한 성형 수술을 먼저 떠올리지만, 원래 손상된 몸의 부위를 재건하는 과정에서 수술법을 시도한 것이 성형 수술의 시초입니다.

성형 수술에 대한 기록은 고대 이집트로 거슬러 올라갑니다. 제3왕조 시대에 피라미드를 세운 건축가이자 의사인 임호텝이 기원전 약 2900년경에 쓴 것으로 알려진 파피루스에, 코의 바깥쪽에 외상을 입었을 때 재건하는 방법이 기술되어 있습니다. 또 기원전 1550년 무렵에 씌어진 에베르스 파피루스(Ebers Papyrus)에는 조직을 이식하는 방법이 기록되어 있습니다. 실제로 이러한 수술을 얼마나 자주 시행했고, 수술 결과가 어땠는지는 알 수 없습니다. 하지만 고대 문명의 수준이 생각보다 꽤 높았으며 그러한 수술에 대한 지식도 꽤 높은 수준이었음을 짐작할 수 있습니다.

인도에서도 기원전 약 600~700년경에 코 재건술이 많이 이루어졌습니다. 기원전 6세기에 활약한 인도 최초의 외과 의사 수쉬루타(Sushruta, 기원전 7~6세기 추정)는 국소적으로 떼어낸 피부를 손상된 코에 붙여 모양을 바로잡는 수술법을 『수쉬루타 상히타』에 기록해 놓았습니다. 그는 이 책에 120가지가 넘는 수술 기구와 300가지가 넘는 수술법에 대해 설명해 두었습니다. 그는 사람을 수술하는 방법을 8가지로 분류했고, 오늘날 인도 북부에 있는 바라나시에서 활약하면서 제자들을 가르치기 위해 학교를 설립하기도 했습니다.

수쉬루타의 책이 『히포크라테스 전집』처럼 자신이 쓴 것이 아니라 제자

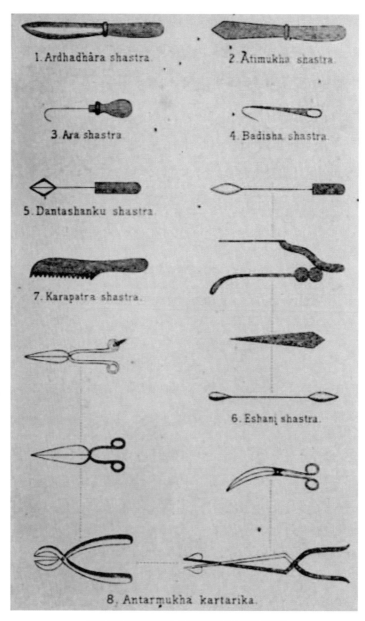

1. Ardhadhâra shastra.
2. Atimukha shastra.
3. Ara shastra.
4. Badisha shastra.
5. Dantashanku shastra.
6. Eshanj shastra.
7. Karapatra shastra.
8. Antarmukha kartarika.

• 인도 최초의 외과 의사 수쉬루타의 수술법을 정리한
『수쉬루타 상히타』에 언급된 가위와 집게 등의 수술 도구들 일부 •

들 또는 학파 전체가 쓴 것이라는 주장도 있습니다. 출판연도 역시 기원전 500년에서 기원전 800년까지 다양하게 추정합니다. 코와 귀의 성형술에 대한 이러한 기록들은 현대 의사들의 상상을 뛰어넘는 높은 수준입니다. 인도에서는 악한 기운을 물리칠 부적을 지니고 다니기 위해 귀에 구멍을 뚫기도 했고, 절도죄를 처벌하기 위해 코를 절단하는 경우도 있었습니다. 그래서 수쉬루타의 책에는 귀를 재건하는 방법이 15가지나 기술되어 있습니다. 코를 재건하는 방법은 오늘날의 피부 이식과 같은 원리를 사용했으며, 정교하게 다듬은 나무관을 이용해 콧구멍도 재건할 수 있는 수준이었습니다.

로마에서도 1세기경에 손상된 귀를 재건하기 위해 수술할 수 있었습니다. 그러나 중세에 접어들자 유럽에서 많은 분야가 그랬던 것처럼 성형 수술도 거의 발전하지 않은 상태로 긴 세월을 보내야 했습니다.

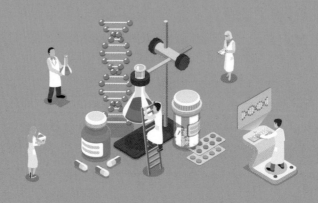

획기적인 의학 발전을
이뤄낸 사람과 사건은?

인류는 아주 오랫동안 병을 치료하기 위해 신에게 빌거나 민간요법에 의지해왔습니다. 그러다가 점차 의학이 발달함에 따라 검증된 의학적 치료법을 사용하게 되었지요. 상처 부위를 아물게 하기 위해 끓인 기름을 붓거나 씻지도 않은 손으로 수술을 하는 등 지금의 기준으로 보면 황당하기까지 한 과거의 의술은, 많은 사람들의 노력과 다양한 사건의 결과로 발전을 거듭해왔습니다. 이 장에서는 외과학의 아버지 파레, 해부학의 아버지 베살리우스 같은 인물은 물론 청진기, PCR 검사 등 의학을 한 단계 더 높은 수준으로 올려놓은 획기적인 도구들을 소개합니다.

16세기 근대 의학을 이끈 사람들

의화학의 아버지 파라셀수스

1490년대에 스위스에서 태어난 아우레올루스 파라셀수스(Philippus A. Paracelsus, 1493~1541)의 본명은 테오파라투스 봄바스투스 폰 호헨하임(Theophrastus Bombastus von Hohenheim)입니다. 파라셀수스는 갈레노스의 사체액설(四體液說, 혈액, 점액, 황담즙, 흑담즙 등 네 가지 체액량의 균형이 흐트러지면 병에 걸린다는 그리스 의학 사상)에 강력히 반대했고, 치료자들이 질병의 특성에 따라 각각 다르게 처방해야 한다고 주장했습니다. 16세기에 철학자 신비주의자, 연금술사, 화학자, 의사 등으로 일하면서도, 주로 특정 질병을 특정 약으로 치료하는 방법을 알아내려고 노력했습니다. 이러한 노력은 질병의 특이성에 기초한 연구로 현대 의학의 뿌리로 볼 수도 있습니다. 당시 파라셀수스는 200년, 300년이 지난 후에 과학자들이 얻게 되는 것과 똑같은 결론에 이르기는 했지만, 그 과정은 서로 달랐습니다. 어쩌면 비과학적일 수도 있는 그의 생각은 2세기에 로마 의사 갈레노스가 정립한 의학을 능가할 정도였습니다. 이렇게 갑자기 그의 새로운 이론이 제기되었을 때 반대 여론이 크지 않았다는 점을 감안해 보면 그의 생각이 몇 년 동안 아주 보편화했음을 알 수 있습니다.

파라셀수스는 16세기에 철학자 신비주의자, 연금술사, 화학자, 의사, 의화학의 창시자라 할 수 있습니다. 수은, 비소, 안티모니, 납 같은 화학물질을 의약품 제조에 사용해 '의화학의 시조'라 불립니다.

어린 시절부터 의업에 관심을 가졌던 파라셀수스는 1510년부터 바젤대학교에 근무하면서 연금술과 화학을 연구해, 의학과 화학을 접목하려 했습니다. 그는 또한 1,000년이 넘도록 의학을 지배하고 있던 갈레노스의 의학을 완전히 부정했습니다. 전통적인 의학에서 벗어나지 않으면 의학이 발전할 수 없다는 생각으로, 경험을 통한 학문 습득을 중시한 그의 학문적 태도는 당시 시대 상황에 맞지 않았습니다. 이 때문에 그의 새로운 주장은 당시 의학계와 부딪히는 일이 많아졌고, 결국 1528년 스위스를 떠나야만 했습니다.

연금술에 심취해 기초 화학 연구에 관심을 가졌던 그의 업적 덕분에 새로운 약제들이 약전(藥典)에 기록되었습니다. 또한 독자적으로 치료법을 개발해 갑상샘종, 규소폐증, 페스트, 정신병 등에 대해 독자적인 연구 결과를 발표하고 치료제를 제조했습니다.

그는 의사와 약을 다루는 사람(당시에는 약사라는 전문 직종이 생기기 전이

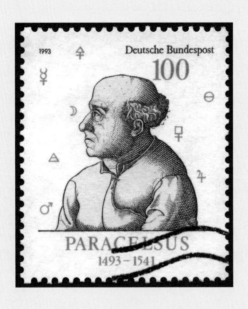

16세기 의학을 대표하는 의화학의 아버지 파라셀수스
탄생 500주년 기념 우표

었습니다)들의 비윤리적 태도를 비판하며 의료 개혁을 부르짖은 개혁가였고, 히포크라테스를 신봉한 경험주의자였으며, 의학에 대한 자신의 견해를 적극적으로 표명한 의학 사상가이기도 했습니다. 이처럼 뚜렷한 그의 개성은 다른 학자들과 쉽게 어울리지 못하는 단점이 되었지만, 후대에 16세기 의학을 대표하는 학자로 평가받는 이유가 되기도 했습니다.

1536년 발표한 그의 역작 『대외과학』은 외과학에 대한 그의 견해와 의학에 대한 그의 깊이 있는 지식을 담고 있으며 독일어로 쓴 최초의 의학서라는 점에서 독일 의학 발전에도 한몫을 했습니다. 로마 시대의 명의 아울루스 코르넬리우스 셀수스(Aulus Cornelius Celsus, 기원전 30~기원후 45 추정)를 능가한다는 뜻으로 파라셀수스로 이름을 바꾼 이 의학자는, 자신이 활약했던 독일이 통일된 후 얼마 지나지 않은 1993년, 자신의 탄생 500주년을 기념하는 독일 우표에 등장함으로써 자신의 존재 가치를 다시 한번 확인시켰습니다.

외과학의 아버지 파레

병원성 미생물에 감염되는 것을 막기 위해 상처 부위를 소독하는 방법이 알려진 것은 19세기 중후반 파스퇴르가 활동할 때에 이르러서입니다. 중세 때부터 상처 부위를 그냥 두면 다른 심각한 병으로 발전할 수 있다는 사실은 알려져 있었습니다. 하지만 이를 막기 위해 상처 부위를 불에 달군 쇠로 지지거나 상처에 끓인 기름을 붓기도 했습니다. 아주 뜨거운 열로 가 살균한다는 점에서 이론적으로 아주 틀린 방법은 아니었지만 이렇게 하면 인체를 더 손상시킬 수 있었습니다. 또 사람의 몸에 들어온 병원성 미생물 은 언제든 피를 타고 온몸을 돌아다닐 수 있으므로, 이미 물린 자리를 떠 나 다른 곳으로 옮겨 간 미생물에는 효과도 없었습니다.

이러한 방법을 사용하지 말자는 주장은 16세기에 프랑스의 외과 의사 앙부루아즈 파레(Ambroise Paré, 1510~1590)가 처음 제기했습니다. 파스 퇴르보다 3세기 이상 앞선 시기에 프랑스에서 활약한 파레는 1510년에 태어났습니다. 파레가 태어나기 전까지 몇몇 유명한 외과 의사들이 있기 는 했지만 전반적으로 외과 의사들의 실력은 형편 없었습니다. 또 제대로 교육을 받지도 않은 채 옆에서 보고 배운 지식으로만 수술했을 뿐입니다. 예외적으로 영국에서는 이발사 출신의 외과 의사들을 공식적으로 인정하 기도 했지만 그렇다고 그들의 실력이 특별히 뛰어난 것도 아니었습니다.

의학이 발전하면서 의사 역할을 하는 사람들은 주로 약을 쓰는 일을 담 당했습니다. 이처럼 주로 약을 쓰는 내과 의사와는 별도로 수술을 담당한 의사들이 등장했는데 이들 중에는 이발사 출신이 많았습니다. 수술을 하 려면 칼이나 가위 같은 수술 도구를 다루어야 하는데, 그런 도구를 다루 는 데 익숙한 사람이 항상 칼과 가위를 손에 쥐고 사는 이발사들이었기 때 문입니다. 수술을 해야 하면 내과 의사들이 이들을 불러와 수술을 맡기면 서 이발사들이 수술을 담당하게 되었습니다. 또한 이발사들은 죽은 사람 을 해부해 사람의 몸이 어떻게 생겼는지 연구하고, 공부할 때 해부학 교수

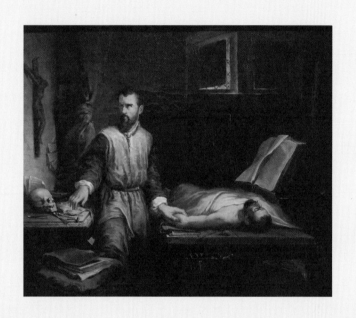

'외과학의 아버지' 파레는
상처 부위를 불에 달군 쇠로 지지거나 끓인 기름을 부으면
인체를 더 손상시킬 수 있다며 이 같은 치료를 하지 말라고 주장했습니다.

가 옆에서 불러주는 대로 도구를 들고 직접 해부도 하면서 당시 이발사들은 해부학과 외과학에서 중요한 역할을 했습니다.

참고로 이발소를 상징하는 흰색, 파란색, 빨간색을 한 삼색등을 알고 있나요? 이발소 문이 열려 있을 때는 이 등이 빙글빙글 돌아가고, 문을 닫으면 삼색등이 멈춰 있어서 멀리서도 이발소가 문을 열었는지 닫았는지를 알 수 있습니다. 이 삼색등에서 빨간색은 동맥(산소를 포함한 빨간색 피), 파란색은 정맥(산소가 없는 푸르스름한 피), 흰색은 붕대를 뜻합니다. 즉 삼색등은 수술과 가장 밀접하게 관련된 세 가지 요소를 의미하며, 이발사들이 외과 의사 역할을 했다는 흔적을 보여 줍니다.

파레는 파리에 있는 오텔-디외에서 의학을 배우고 군의관으로 입대했습니다. 26세에 프랑스가 이탈리아 북부로 쳐들어갔던 이탈리아 전쟁에 처음 참전한 그는 책에서 본 대로, 펄펄 끓는 기름에 여러 가지 약과 벌꿀을 섞어서 총상 부위를 치료하면서 환자들이 얼마나 고통스러워하는지를 직접 보았습니다. 그런데 많은 환자에게 얼마나 써야 적절한지도 모른 채 듬뿍 쓰다 보니 얼마 못 가서 끓인 기름이 떨어지고 말았습니다. 그래서 임시로 기름을 끓이지 않고 테레빈유에 달걀 흰자와 장미 기름 등을 섞어 굳힌 다음 상처 부위에 발랐습니다.

환자 걱정을 하면서 아침에 일어났는데, 환자들이 밤새 거의 고통을 느끼지 않은 채 평온하게 하룻밤을 보냈다는 걸 알았습니다. 상처 부위의 통증이 줄어들고 열도 내렸으며 부어 있던 피부도 가라앉은 상태였습니다. 그런데 펄펄 끓는 기름으로 치료한 환자들은 상대적으로 열이 심하고, 통증과 부기도 가라앉지 않은 상태였습니다. 이때부터 파레는 책에 나와 있는 치료법 대신 자신이 개발한 방법을 사용하기로 결심했고, 더 나은 치료법을 개발하기 위해 계속 노력했습니다. 사실 달걀 흰자에는 미생물을 자라지 못하게 하는 라이소자임(lysozyme)이라는 물질이 들어 있고, 테레빈유는 화학적으로 세균 증식을 억제하므로 상처 치유 효과가 좋은 것은 당연합니다.

16세기의 의과대학에서는 내과 중심으로 가르쳤습니다. 파레는 의과대학을 다니지 않고 병원에서 외과 의술을 배운 후 경험을 통해 얻은 지식을 바탕으로 훌륭한 업적을 남겼습니다. 덕분에 의과대학 출신이 아님에도 대학 교수로 임명될 수 있었습니다. 파레는 당시 학자들이 흔히 사용하던 라틴어가 아니라 프랑스어로 책을 쓰는 바람에 업적이 널리 알려지지 못하여 더 큰 명성을 얻을 수 있는 기회를 놓쳤지만 워낙 능력이 뛰어났기 때문에 최고 의사로서의 명예를 얻을 수 있었어요.

파레는 지금도 이용되는 여러 가지 새로운 치료법을 개발하기도 했습니다. 상처난 혈관에서 피가 흐르는 것을 막기 위해 혈관 윗부분을 묶는 것이 대표적인 예입니다. 그러면 통증 없이도 피를 멈추게 할 수 있습니다. 또 새로운 형태의 부목, 망가진 부위를 회복하기 위한 보철 기구 등을 개발하기도 했습니다.

파레는 1561년에 『두부의 외상과 골절 치료법』을 출간했으며 그 밖에도 여러 저서를 남겼습니다. 그는 외과 역사상 최초로 질병을 분류했다는 점에서도 높은 평가를 받고 있습니다. 파레가 '외과학의 아버지'라는 별명을 갖게 된 것은 지극히 당연한 일입니다. 파레가 있었기에 외과도 의학의 한 분야로 인정받게 되었습니다. 내과와 외과가 동등한 입장에서 의학이라는 학문으로 발전할 수 있게 된 것이 파레의 가장 큰 공헌입니다.

해부학의 아버지 베살리우스

해부학은 '해부를 통해 생명체의 형태와 구조를 연구하는 학문'입니다. 그렇다면 해부학은 언제 어떻게 시작되었을까요?

기원전 약 1600년경에 작성된 에드윈 스미스 파피루스(The Edwin Smith Papyrus, 기원전 약 3500년의 기록을 필사한 것으로 추정되며 의학 관련 내용을 많이 담고 있습니다)에는 심장, 간, 비장, 콩팥, 방광 등에 대한 기록과 함께 심장으로 연결되어 있는 혈관에 대한 내용이 기록되어 있으므로 해부에 대한 최초의 문서로 볼 수 있습니다. 하지만 이 시기의 파피루스에는 "오른쪽 귀로 가는 두 개의 혈관을 통해 생명을 유지하는 힘이 전달되고, 왼쪽 귀로 가는 두 개의 혈관을 통해 죽음에 이르게 하는 힘이 전달된다"처럼 이해하기 힘든 내용도 기록되어 있습니다.

의학의 거의 모든 분야에서 시초라 할 만한 업적을 남긴 히포크라테스는 근골격계의 구조를 알고 있었고, 콩팥을 비롯한 몇몇 장기의 기능도 알고 있었다는 점 등에서 해부학에서도 업적을 뚜렷이 남겨 놓았습니다.

히포크라테스 이후 최고의 의학자라 할 수 있는 갈레노스는 실험과 관찰을 통한 의학을 강조했지만, 동물을 해부해 얻은 해부학 지식을 인체에 그대로 응용했기 때문에 잘못된 점이 많았습니다. 그러나 중세 내내 그의 학문에는 이의를 제기할 수 없는 분위기가 조성되어 있어 1,000년이 넘도록 그의 학문은 목숨을 걸어야만 비판할 수 있었습니다. 르네상스가 지나고 사회 문화적으로 많은 변화가 일어나면서 인체 해부 같은 오랫동안 금기시되었던 일들이 조금씩 가능해졌습니다. 그러자 여러 의학자들이 갈레노스의 의학을 비판하기 시작했습니다. 그러나 야코포 베렌가리오 다 카르피(Jacopo Berengario da Carpi, 1460~1530)는 갈레노스가 전해 준 지식에서 잘못된 점을 직접 발견하고서도 갈레노스의 학문에 틀린 점이 있다는 사실은 깨닫지 못했습니다. 게다가 갈레노스의 의학에 의문을 제기하는 다른 사람들을 비판함으로써 학자로서의 역할에 한계를 보여 주었습니다.

서양에서 흔히 해부도를 처음 남긴 것으로 거론되는 사람이 바로 이 베렌가리오 다 카르피입니다. 외과학의 발전과 매독 치료에서 뛰어난 업적을 남긴 그는 100구 이상의 시체를 해부해서 새로운 사실을 많이 발견했습니다. 이때는 중세가 끝나고 근대로 접어드는 시기였으므로 종교적 영향력이 전보다 약해지고 있었습니다. 이에 따라 인체 해부가 지역에 따라 어느 정도 허용되기 시작하면서 해부학 발전에 큰 역할을 했습니다. 베렌가리오 다 카르피는 수많은 인체 해부를 통해 지식을 쌓은 다음, 1521년에 발간된 자신의 책에 인체 해부도를 그려 놓음으로써 인류 역사상 최초로 해부도를 남긴 사람이 되었습니다.

해부학의 역사에 가장 큰 획을 그은 사람이 베살리우스입니다. 1514년에 벨기에에서 태어난 그는 프랑스에서 의학을 공부한 후 대학을 졸업하자마자 해부학에 빠져들었습니다. 20세 무렵부터 주변에서 따라올 사람이 없을 정도로 해부학 지식을 쌓기 시작했지만, 이미 해부가 널리 행해지고 있던 이탈리아와 달리 프랑스에서는 시체를 신성시하는 분위기가 남아 있었습니다. 그래서 해부용 시체를 구하기가 어려웠기 때문에 마음껏 사람의 몸 내부를 연구할 수가 없었어요.

베살리우스는 무덤에서 남몰래 시체를 파내어 해부를 하기도 했습니다. 그러던 중 1537년에 이탈리아 파도바 대학교 교수로 임용되자 미련없이 파리 대학교를 떠났습니다. 이탈리아는 해부할 수 있는 여건이 훨씬 더 좋았기 때문입니다. 그는 30세가 채 되기 전인 1543년, 『인체의 구조에 관하여』라는 책을 썼습니다. 이 책은 2세기에 갈레노스가 남긴 뒤 1,400년 가까이 진실이라 믿었던 해부학 내용에는 잘못된 것이 많으므로, 반드시 직접 해부해서 관찰하고 확인해야 함을 강조했습니다. 또 베살리우스의 친구이자 화가인 얀 스테판 반 칼카르(Jan Stephan van Calcar, 1499~1546)가 그린 멋진 해부도도 실려 있어 높은 평가를 받습니다.

베살리우스는 흔히 '해부학의 아버지'라 부르기도 하고, 헤로필로스(Herophilos, 기원전 335~기원전 280 추정)와 구별하기 위해 '근대 해부학의 아버지'라고도 합니다.

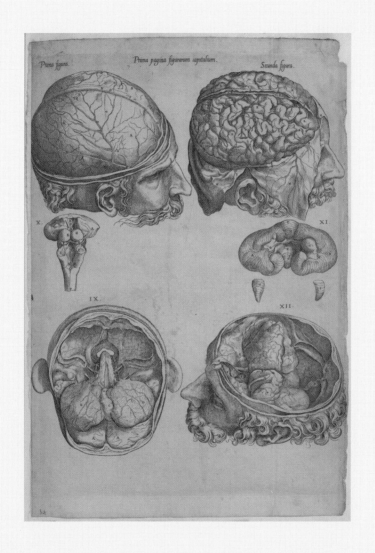

베살리우스가 1543년에 출간한 『인체의 구조에 관하여』에는
얀 스테판 반 칼카르가 그린 인체 해부도가 실려 있습니다.

객관적 진단을 가능케 한
최초의 진단 기기 청진기

몸이 이상해서 병원에 가면 의사는 가장 먼저 왜 병원에 왔는지 물어봅니다. 환자의 병이 무엇이고 증상이 왜 나타났는지 이야기를 나누면서 짐작하게 되는데, 이를 확인하기 위해 환자를 진찰합니다. 이때 가장 기본적으로 눈으로 보는 시진, 귀로 듣는 청진, 손가락으로 몸의 어딘가를 툭툭 쳐 보는 타진, 손으로 이상이 있을 것으로 생각되는 부위를 만져 보는 촉진을 사용합니다.

누가 맨 처음 가슴에서 나는 소리에 귀를 기울였을까요?

시진, 타진, 촉진은 특별한 기구가 없어도 할 수 있지만 청진은 청진기가 있어야만 할 수 있습니다. 그렇다면 청진기도 없던 시대에는 누가 어떻게 가슴에서 나는 소리를 처음 들어 보았을까요? 청진기의 발명자 라에네크는 1819년에 청진기의 역사를 밝히는 책을 발표했습니다. 이 책에 따르면 1816년 9월 4일, 몸집이 풍만한 여성 환자가 찾아왔는데 순간적으로 기지를 발휘해 종이를 돌돌 말아서 한쪽 끝을 여성의 가슴에 대고 다른 쪽 끝은 자신의 귀에 대고 들어 보았답니다. 그런데 생각보다 소리가 잘 들려서 그 후로 가슴에서 나는 소리를 더 잘 들을 수 있는 기구를 만들기 위해 노력한 것이 청진기의 발명으로 이어졌습니다.

가슴에서 심장이 뛰는 소리나 숨 쉴 때 나는 소리를 들을 수 있는 위치는 몇 군데밖에 없습니다. 그래서 종이를 말아서 가슴에 대고 들어보아도 아무 소리도 들리지 않거나 의미 없는 소리만 들릴 가능성이 높습니다. 이를 감안하면 라에네크가 처음 종이를 말아서 가슴에 대었을 때 특징적인 소리를 들을 수 있었던 것은 행운일 것입니다.

사실 환자가 무슨 병에 걸렸는지 알아낸다고 해도 당시에는 치료가 거의 불가능했으니 의사나 환자에게 큰 도움이 되지는 않았을 것입니다. 그런데 라에네크는 그 후로 환자들을 추적 조사하면서 청진 소견과 질병의 관계를 밝히려고 노력했습니다. 환자가 죽은 후에는 적극적으로 가족을 설득해 부검을 하기도 했습니다. 이러한 과정을 통해 자신이 들은 소리와 병의 상관관계를 정리해 책으로 남겨 놓았습니다. 기본 지식이 없는 상태에서 의학이 본격적으로 발전하기 200여 년 전에 라에네크가 들었던 소리와 부검까지 해서 기록한 내용은 오늘날 청진기를 사용해 의사들이 소리를 구분하는 방법의 대부분에 해당할 정도로 광범위합니다. 그것도 처음 청진한 후 3년 후에 발표한 책 내용이 그 정도 수준에 올랐으니, 3년 동안 라에네크가 얼마나 열심히 청진을 깊이 있게 연구했는지 짐작할 수 있습니다.

오늘날 사용하는 것과 같은 청진기 모양은 언제 개발되었을까요?

종이를 말아서 소리를 들어 본 라에네크는 청진이 어려운 기술이 아니라고 생각했습니다. 그래서 더 쉽게 소리를 들을 수 있는 다양한 방법을 찾으려 노력했습니다.

라에네크는 먼저 종이 대신 나무로 청진기를 만들었습니다. 그가 만든 나무 청진기는 원통 모양이었으며, 이 청진기는 지금 파리에 있는 데카르트 대학교 의학 역사 박물관에 전시되어 있습니다. 라에네크가 고안한 통처럼 생긴 기구에서 발전해 약 반세기 후에는 휘는 재료를 사용해 청진기를 만들었습니다. 또 양쪽 귀로 들을 수 있게 바꾸고 마이크를 다는 등 성능이 개선되면서 1870년에 오늘날과 같은 모양의 청진기가 탄생했습니다.

청진기를 사용하기 전에는 환자들이 하는 이야기를 의사가 일방적으로 믿을 수밖에 없었습니다. 그러나 청진기를 사용하면서 의사는 더 객관적인 증거를 찾아내기 위해 노력하게 됩니다. 이러한 노력은 의료 기기의 발

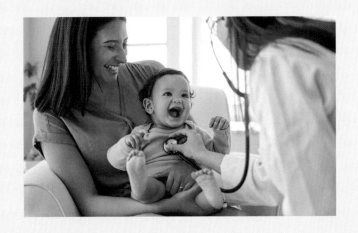

환자들이 하는 이야기를 일방적으로 믿는 대신 청진기를 사용하면서
의사는 객관적인 증거를 찾아내기 위해 노력하게 되었습니다.

전으로 이어졌습니다. 즉 청진기는 진단 기구로 유용하지만 이를 이용해 질병을 객관적으로 진단할 수 있게 되었고, 이때부터 의사와 의학자들의 사고방식이 더 객관성을 추구하는 쪽으로 바뀌면서 의학 발전에 큰 영향을 주었습니다.

라에네크가 처음 청진기를 사용한 것이 기폭제가 되어 이후 두 세기가 지나는 동안 의료 기기를 개발하려는 노력이 지속되었으며 의학이 획기적으로 발전할 수 있었습니다.

의료 도구의 상징인 청진기가 사라진다고요?

의사의 상징을 이야기하라면 가운, 병상, 붕대 등과 함께 청진기를 꼽을 정도로 청진기는 널리 이용되어 왔습니다. 의료용 기구 중 가장 먼저 머릿속에 떠오르는 게 무엇인지 묻는다면 청진기가 1위를 차지할 것 같습니다. 앞에서 이야기했듯이 다른 의료 기기를 개발하고 발전시키는 데 큰 역할을 한 청진기가 앞으로는 사라질 것이라는 이야기가 나오고 있습니다.

미국 심장내과 의사로 클리블랜드 클리닉과 스크립스 클리닉에서 근무한 에릭 토폴이 2012년에 『의학의 창조적 파괴(The Creative Destruction of Medicine)』라는 책을 썼습니다. 이 책의 부제는 '디지털 혁명이 바꿔 놓을 의학의 미래(How the Digital Revolution Will Create Better Health Care)'입니다. 이 책은 우리나라에서 『청진기가 사라진다』라는 제목으로 번역되어 출간되었습니다.

청진기는 단순히 수많은 의료 기기 중 하나가 아니라, 의사가 환자를 객관적으로 진찰할 수 있는 시발점이었습니다. 청진기가 발명된 후 의사가 환자의 말만 믿지 않고 사람의 몸에서 일어나는 현상을 객관적으로 살펴볼 수 있는 계기가 된 것입니다. 청진기의 유용성이 알려지면서 다른 의료 기기를 개발하게 되었고, 불과 200년 만에 오늘날 대형 병원에서 볼 수 있는 수많은 의료 기기를 개발하게 되는 밑거름이 되었다고 할 수 있습니다.

그럼에도 청진기가 사라질 것이라고 주장한 토폴은 이 책을 출간하기 훨씬 전부터 의학의 미래에 대한 이야기를 해 왔습니다. 이 책에서는, 정보 기술(information technology, IT)이 발전하면서 디지털 혁명이 일어나고, 이 혁명이 의학의 미래를 바꿔 놓음으로써 의학이 완전히 새로운 단계로 도약할 것이라고 이야기합니다. IT나 디지털 혁명 같은 용어는 이제 심심치 않게 들을 수 있습니다. 의료 분야에서는 의사와 환자가 직접 만나지 않고 이루어지는 원격 진료, 공간적 제약을 받지 않고 의료 서비스를 받을 수 있는 유비쿼터스 헬스 케어(Ubiquitous Health Care) 등이 이와 관련한 이야기입니다.

몇십 년 전만 해도 상상하기 어려웠던 이런 일들이 가능해진 이유는 디지털 기술이 크게 발전했기 때문입니다. 이에 따라 의료 기기도 크게 변화하고 있습니다. 우리나라에서도 이미 오래전에 당뇨폰이 나왔습니다. 당뇨 진단을 할 수 있는 전화기인데, 시판되지는 않았지만 효용 가치는 있는 것으로 판명되었습니다. '청진기가 사라진다'라는 말은 결국 '청진기보다 더 나은 기기, 토폴의 말에 따르면 청진기를 대신할 수 있을 정도로 작고 사용하기 편리한 초음파 기기가 개발되면 청진기는 더 이상 사용할 필요가 없다'라는 뜻입니다. 사실 우리나라에서도 의사가 설립한 회사에서 휴대용 무선 초음파 기기를 생산하고 있으니, 이제는 미래가 아니라 현재의 이야기라 할 수 있겠습니다.

토폴은 디지털 혁명이 의학의 미래를 바꿔 놓을 것이라고 주장한 후 2년 정도 지난 2014년 말에 『이제 환자가 당신을 볼 것입니다(The patient will see you now)』라는 책을 출간했습니다. 우리나라에는 『청진기가 사라진 이후』라는 제목으로 출간되었습니다. 부제는 '미래 의학이 네 손에 있다(The Future of Medicine Is in Your Hands, 번역본의 부제는 '환자 중심의 미래 의료보고서' 입니다)'입니다.

이 책은 환자가 의사를 만나는 시간이 줄어들고, 환자가 직접 할 수 있는 일이 많아지며, 스마트폰이 의사와 병원에서 하는 일의 일부를 대신하게 된다는 내용을 담고 있습니다. 그뿐만 아니라 미래에는 대형 의료 기기가 소형 가정용으로 바뀌어 집에서도 지금 병원에서 받을 수 있는 서비스를 받을 수 있게 되며, 의사의 설명이 줄어들고, 환자는 쉽게 자신의 몸에 대한 정보를 얻을 수 있어 진단 과정이 간소화될 것이라고 주장합니다. 또한 유전 정보를 이용해 약의 효과를 미리 알 수 있는 맞춤 의학의 시대가 오고, 작고 다루기 쉬운 기기를 이용해 건강 정보를 아주 쉽게 알 수 있게 될 것이라고도 합니다.

청진기가 사라질 것이라는 예상은 현대 의학이 미래 의학으로 발전하는 과정에서 일어나게 될 수많은 변화를 한 마디로 요약해 보여 주는 말입니다. 디지털 혁명이 미래에 보건 의료 분야에서 사람들에게 큰 도움을 줄 수 있기를 기대합니다.

매독 치료를 위해 개발된
최초의 화학 요법제

질병을 일으키는 세균은 어떻게 발견했을까요?

이제는 누구나 감염병이 바이러스, 세균, 곰팡이 등 사람에게서 병을 일으킬 수 있는 미생물 때문에 일어난다는 것을 잘 알고 있지만, 과거에는 그러한 사실을 알지 못했습니다. 현재 미생물을 확인할 때 사용하는 현미경은 17세기에 처음 발견되었지만 성능이 그리 좋지 않았고, 먼지처럼 아주 작은 물질과 세균을 구분하기도 힘들었기 때문입니다.

이 같은 상황에서 독일의 코흐는 감염병을 일으키는 세균을 찾아냄으로써 감염병의 발병 원인을 알아냈습니다. 그렇다면 코흐는 어떻게 그런 사실을 알아낼 수 있었을까요?

전쟁이 일어나자 자원 입대할 정도로 도전적인 성격의 코흐는 시골에서 개인 병원을 개업한 의사였습니다. 조용히 생활하며 지루함을 느끼고 있을 때 아내가 현미경을 선물했습니다. 당시는 19세기 초에 독일에서 현미경을 이용한 연구가 활발해지면서 현미경에 대한 관심이 커지고 있던 시기였습니다.

코흐는 전염병이 발생한 사람과 동물에게서 검체를 채취해 현미경으로 관찰했고, 1876년에 탄저병, 1882년에 결핵, 1883년에 콜레라를 일으키는 세균을 처음으로 찾아냈습니다. 그보다 더 중요한 사실은 현미경을 이용해야 볼 수 있는 작은 세균이 사람과 동물에게서 무서운 전염병을 일으킬 수 있음을 증명하는 방법을 발표한 것이었습니다. 이를 코흐의 4원칙이라 하며 내용은 다음과 같습니다.

> ① 특정 질병이 발생하면 병이 생긴 부위에서 세균을 분리할 수 있어야 한다.
> ② 그 세균을 배양할 수 있어야 한다.
> ③ 배양한 세균을 실험동물에 투여하면 같은 질병이 발생해야 한다.
> ④ 병에 걸린 실험동물에서 다시 그 세균을 분리할 수 있어야 한다.

코흐가 정립한 이 네 가지 원칙은 후대 학자들이 전염병의 원인을 알아내기 위한 연구할 때 표준으로 사용되면서 세균학이 발전하는 데 크게 이바지했습니다. 그래서 코흐를 '세균학의 아버지'라고도 합니다. 그는 결핵균을 발견한 공로를 인정받아 1905년 노벨 생리의학상을 받았습니다. 하지만 많은 이들은 그가 수상한 노벨상이, 결핵이라는 병의 원인균 하나를 발견한 업적보다는 세균학 발전에 이바지한 그의 공로를 인정한 결과라고 생각합니다.

에를리히는 왜 세포를 염색했을까요?

현미경으로 무엇인가를 관찰할 때 세포를 염색하지 않으면 흑백으로 보여서 실제 모습을 제대로 관찰하기가 어렵습니다. 그래서 세포를 염색하고 나서 관찰하는데, 염색약에 따라 염색되는 부위가 달라지므로 보이는 모양도 달라집니다.

이와 같은 염색방법에 관심을 갖고 연구한 파울 에를리히(Paul Ehrlich, 1854~1915)는 독일에서 태어나 의학을 공부했습니다. 의과대학을 졸업한 후 염료를 합성해 세균을 염색하는 방법을 연구하던 사촌 형의 영향을 받아 염료 연구에 빠져들었습니다.

에를리히는 현미경을 이용해 세포를 관찰하는 것에 관심을 갖고 있었기 때문에 다양한 염료를 사용해 사람의 생체 조직(세포 덩어리)을 연구하려 했습니다. 그는 뇌를 관찰하면서 염료의 종류에 따라 뇌의 어느 부위가 잘 염색되는지가 달라진다는 사실을 알아냈습니다. 그 이유는 염료와 조직이 서로 달라붙는 것이 아니라 화학 반응이 일어나 염색되기 때문일 것이라고 생각했습니다.

그는 지속된 연구를 통해 염료가 세포에 묻어 눈에 보이는 과정에서 염료 분자의 크기가 중요하다는 것을 알게 되었습니다. 그래서 염료를 동물에 투여한 다음 해부해서 염료가 어떻게 분포하고 있는지를 확인하는 생체 염색법을 고안하기도 했습니다.

그는 아이오딘, 탈린, 메틸렌 블루 등 여러 염료의 성질을 연구하면서 각각의 염료가 어떤 세포에 친화력이 있고 그 세포들은 생체의 어느 부위에 분포하는지를 알아내려고 했습니다. 그러던 중 코흐가 결핵균을 발견했다고 발표하는 자리에 참석했던 그는, 연구실로 돌아온 후 결핵 환자의 가래침으로 표본을 만들고 코흐가 알려 준 방법으로 염색한 다음 불이 꺼진 난로 위에 올려놓고 퇴근했습니다.

다음 날 슬라이드를 난로에 올려두었던 것을 깜박 잊고 불을 지피자 왁스로 덮인 시료의 염색이 촉진되어 결핵균을 더 쉽게 볼 수 있었습니다. 그는 이를 코흐에게 알렸고 코흐는 세균을 더 잘 볼 수 있는 방법을 알아냈다는 사실에 아주 기뻐했습니다. 에를리히는 이를 계기로 1890년에 코흐가 소장으로 있던 베를린의 연구소(현재 로베르트 코흐 연구소)에서 일할 기회를 잡을 수 있었습니다. 이 사건 이후 결핵 환자에게 가래침 검사를 보편적으로 시행하게 되었습니다.

인류 최초의 화학 요법제 살바르산 606호

에를리히는 1899년 프랑크푸르트의 국립 연구소장으로 자리를 옮긴 후 염료가 세포에 어떻게 반응하는지를 계속해서 연구했습니다. 그러다

1903년 이후부터 세균을 죽일 수 있는 치료약을 개발하는 일에 관심을 갖게 되었습니다. 그는 세균만 선택적으로 죽일 수 있는 물질을 찾을 수 있을 것이라고 확신했습니다. 그는 이러한 물질을 세포 표면의 특수한 수용체에 결합하는 특이한 화학 물질이라는 뜻으로 '마법의 탄환'이라 불렀습니다. 그때까지 세균을 죽이는 약은 발견되지 않고 있었으니 그의 생각은 곧 전염병 치료제를 찾아내겠다는 것과 마찬가지였습니다.

그의 주장에 반대하던 사람들은 '마법의 탄환'이라는 훌륭한 아이디어를 듣고는 그를 '미스터 환상'이라고 불렀습니다. 그러나 그는 세포 염색을 해 온 오랜 경험을 바탕으로, 세포 표면에 다양한 분자가 있으며 이러한 분자는 염료와 특이하게 작용한다는 사실을 알고 있었습니다. 그리고 이미 독소와 항독소가 몸속에서 어떻게 기능하는지 증명했기 때문에 그런 약을 개발할 수 있다고 확신하고 있었습니다.

에를리히는 비소 화합물에 관심을 가졌습니다. 1868년에 발견된 비소 화합물인 아톡실(atoxyl)을 이용해 먼저 가축에게 감염병을 일으키는 원생동물인 트리파노소마(Trypanosoma)를 대상으로 시험을 시작했습니다. 그러나 아톡실은 트리파노소마에 아무런 효과도 없었습니다. 그런데 다른 연구자가 감염된 동물의 혈구에서 아톡실이 트리파노소마를 제거할 수 있다는 연구 결과를 발표했습니다. 에를리히는 반복해서 실험해 보았지만 대량으로 사용하면 눈을 멀게 할 수 있고 치료 후에도 재발이 잘 되는 문제가 있었습니다.

에를리히는 아톡실의 구조를 바꾸기 시작했습니다. 화학 구조에서 수소가 붙어 있는 곳에 메틸기, 카르복실시, 아민기 등 결합 구조를 바꾸면서 많은 유도체를 만들 수 있는 방법을 치료제 개발에 응용한 것입니다. 그 과정에서 몇백 종의 화합물이 합성되었습니다.

1905년에는 매독의 원인균이 분리되었습니다. 매독은 역사적으로 16세기 초 이탈리아 전쟁을 통해 유럽에 널리 유행하는 등 인류를 수시로 괴롭혀 온 전염병입니다. 또한 질병이 진행하면 겉모습이 흉하게 변하고 정신 이상 증세를 일으키므로 오래전부터 혐오의 대상이었습니다. 그는 트리파노소마가 매독의 원인균인 스피로헤타(Spirochaeta)와 비슷하다고 생각했으므로 합성한 화합물을 매독균에 먼저 적용해 보기로 했습니다. 때마침 일본에서 토끼를 대상으로 매독 연구를 한 적 있는 하타 사하치로 (秦佐八郞)가 그의 연구를 도와주었습니다.

에를리히가 만든 약물은 매독균에 효과가 있는 경우도 많았지만, 효과가 있어도 실험용 토끼에게서 부작용도 많이 나타나 처음에는 좋은 결과를 얻지 못했습니다. 수없이 실패하면서 연구원들이 지쳐갈 무렵 매독균과 트리파노소마에 효과가 있는 물질을 발견할 수 있었습니다. 그 후 몇몇 의사들의 도움을 받아 임상시험을 시행함으로써 매독 환자에게 효과가 있음을 증명했습니다. 이러한 연구 결과는 1910년 4월에 발표되었고, 그 해 말에 살바르산(salvarsan)이라는 제품명으로 세상에 나왔습니다. 606번의 실험 끝에 성공했다는 뜻으로 살바르산 606호라고도 합니다. 이것이 바로 약으로 사용하기 위해 실험실에서 합성해 만들어낸 화학 물질인 인류 최초의 화학 요법제입니다.

인류를 수시로 괴롭혀 온 매독은 이제 치료할 수 있는 질병이 되었습니다. 1940년대에 최초의 항생제인 페니실린(penicillin)이 시판되기 전까지 유일한 매독 치료제로 살바르산을 사용했습니다.

　에를리히는 항체를 형성하는 세포 표면에 곁사슬을 이용해 다양한 항체를 생성할 수 있다고 주장하면서 1908년에 노벨 생리의학상을 받았습니다. 그러나 노벨상을 안겨 준 이 이론은 오늘날 잘못된 것으로 확인되었고, 그는 최초의 화학 요법제인 살바르산을 발견한 사람으로 역사에 이름이 남아 있습니다.

피 한 방울로 질병을 진단하는
효소 면역 측정법

항체는 어떻게 만들어질까요?

우리 몸속에 해가 되는 세균이나 바이러스가 들어오면 싸워서 제거해야 합니다. 이를 면역 기능이라 하며, 특정 물질을 없애기 위해 특이하게 반응하는 경우에는 항체를 만들어서 대항합니다. 눈에 보이지 않을 정도로 작은 먼지는 사람의 몸 속에 들어와도 백혈구가 잡아먹어 버립니다. 그러면 우리 몸에는 아무런 문제도 일어나지 않습니다. 이를 세포성 면역이라 하는데, 사람의 몸은 침입하는 물질에 대해 다양한 면역 기능을 발전시켜 놓았기 때문에 세포성 면역에도 여러 종류가 있습니다.

세포성 면역과는 다른 체액성 면역도 있습니다. 체액은 몸에 들어 있는 액체이며, 체액성 면역은 흔히 피에 들어 있는 항체로 인해 일어나는 면역을 가리킵니다. 사람의 몸에 침입하는 물질 중에서는 항체를 만들도록 자극하는 것들이 있는데 이러한 물질을 항원이라 합니다. 항원 중에는 사람에게서 병을 일으키는 세균이나 바이러스도 있지만, 아무런 이상 증상을 일으키지 않으면서도 항체를 만들게 하는 물질도 있습니다. 이런 경우는 사람의 몸이 '내 몸에 그다지 필요 없는 물질이 들어왔음을 알고 있다'는 사실을 보여 주는 방식으로 반응하는 것입니다.

과거에 피 속의 단백질을 알부민과 글로불린으로 구분하던 기준을 적용하면 항체는 글로불린에 속하고, 면역을 담당하는 물질이라는 뜻으로 면역 글로불린(immunoglobulin, Ig)이라고도 합니다. 면역 글로불린에는 IgG, IgA, IgM, IgD, IgE 등 다섯 가지가 있습니다. 특별히 종류를 지칭하지 않으면 사람의 몸에 가장 많고 면역 반응에서 가장 중요한 기능을 하는 IgG를 가리킵니다. 따라서 항체와 IgG가 같은 뜻으로 사용되는 경우가 많습니다.

항체는 피에서 백혈구가 만들어서 피 속으로 내보냅니다. 그러면 항원과 반응을 해서 항원 때문에 몸에 해로운 일이 일어나지 않도록 막아 줍니다. 항체를 만들어 내는 세포는 기억을 할 수 있습니다. 그래서 어떤 항원에 대한 항체를 한 번 만들면 다음에 같은 항원이 또 침입했을 때 더 빠르고 더 많은 양의 같은 항체를 만들어 냅니다. 그러면 수월하게 항원에 맞서 싸울 수 있습니다.

의학자들은 이를 이용해 백신을 만들고 감염병을 예방하는 데 사용하고 있습니다. 백신은 사람에게서 병을 일으킬 수 있는 병원체가 항체를 만들게 하는 특성은 남기고 사람에게 해를 일으키지는 못하게 한 것입니다. 따라서 해는 없지만 항체 생산 능력은 향상시킴으로써 실제로 감염이 일어나도 질병으로 진행하는 것을 예방하기 위해 백신을 사용합니다. 코로나 바이러스 감염증-19를 비롯한 감염병이 유행할 때 백신을 맞으면 실제로 같은 바이러스에 감염되었을 때 항체를 더 빨리, 더 많이 생산할 수 있게 됩니다. 그러면 항체는 항원 역할을 하는 병원체에 결합해 질병이 발생하는 것을 막을 수 있습니다.

호르몬 연구의 자극제가 된
기유맹과 샐리의 발견

호르몬은 사람의 몸에 있는 다양한 샘에서 합성되어 아주 적은 양으로도 생명을 좌우할 만큼 아주 중요한 역할을 하는 물질입니다. 뇌에 있는 뇌하수체에서 가장 많은 종류의 호르몬을 생산하며, 사람의 몸 곳곳에서 호르몬을 생산합니다. 이뿐만 아니라 새로운 호르몬도 계속 발견되고 있습니다.

1977년 노벨 생리의학상 수상자 3명 가운데 로제 기유맹(Roger C. L. Guillemin, 1924~2024)과 앤드루 샐리(Andrew V. Schally, 1926~)는 뇌에서 펩티드 호르몬 생산을 발견한 공로를 인정받았습니다. 호르몬의 성분은 대부분 단백질이지만 스테로이드 호르몬처럼 성분이 지질인 경우도 있습니다. 펩티드 호르몬은 단백질로 구성된 호르몬이며, 기유맹과 샐리는

1960년대에 뇌에서 생산되는 호르몬인 갑상샘 자극 호르몬 분비 호르몬과 생식샘 자극 호르몬 분비 호르몬의 구조와 기능을 연구했습니다.

지금은 수많은 호르몬이 발견되었지만, 이들이 노벨 생리의학상을 수상한 이유는 호르몬 연구가 본격적으로 시작될 수 있는 자극제 역할을 했기 때문입니다. 뇌에서 아주 미량이 분비되어 사람의 생리 현상에 아주 중요한 역할을 한다는 사실이 처음 알려졌을 때만 해도 이를 측정하는 것이 쉽지 않았습니다.

방사 면역 측정법을 개발한 앨로

같은 해 노벨 생리의학상 공동 수상자였던 로절린 서스먼 앨로(Rosalyn Sussman Yalow, 1921~2011)는 대학과 대학원에서 물리학을 공부했습니다. 하지만 여성이었던 앨로는 졸업한 후에 좋은 직업을 구하는 일이 쉽지 않았습니다. 당시만 해도 학계에서 남성을 더 잘 받아주었기 때문입니다. 과학계에서도 특히 물리학 분야에서는 여성에게 기회를 잘 주지 않았습니다.

앨로는 1947년에 뉴욕 브롱크스에 있는 한 병원에서 일하면서 방사성 동위 원소 연구실을 차렸습니다. 여기에서 솔로몬 버슨(Solomon Berson, 1918~1972)과 함께 연구하면서 1959년에 방사 면역 측정법(radioimmunoassay)을 개발했습니다. 방사 면역 측정법은 눈에 보이지 않

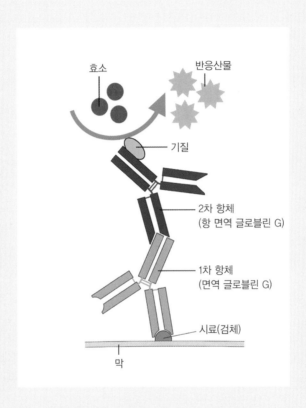

효소 면역 측정법을 이용하면 인체에 안전한
형광 물질을 반응시켜 항원 항체 반응을 측정합니다.

는 빛을 발산하는 원소의 성질을 이용해, 발산된 빛을 필름에 감광시켜 눈으로 볼 수 있게 하는 방법입니다. 앨로와 버슨은 방사성 핵종을 표지한 인슐린으로 인슐린 항체를 검출함으로써 인슐린을 정량했습니다. 이 방법을 통해 방사성 동위 원소와 항원 항체 반응을 이용해 피에 들어 있는 아주 적은 양의 물질을 측정할 수 있게 되었습니다.

기유맹과 샐리가 미량의 호르몬을 찾아낼 수 있었던 것도 앨로의 방법을 이용한 덕분이었습니다. 방사 면역 측정법을 이용하면 이전에는 측정할 수 없었던 소량을 아주 정확하게 측정할 수 있었습니다. 또한 반복 실험에서 같은 결과가 나오는 재현성이 높았기 때문에 그 후로 널리 이용되기 시작했습니다.

방사 면역 측정법이라는 이름은 눈에 보이지 않는 빛을 발산하는 방사성 원소를 이용하기 때문에 붙인 것입니다. 그런데 그 후 방사성 원소가 사람 몸에 아주 해롭다는 사실이 알려지게 됩니다. 방사성 원소에서 나오는 빛인 방사선을 연구해 노벨상을 수상한 마리 퀴리(Marie Curie, 1867~1934)도 몸에 해로운 방사선을 너무 많이 쬐는 바람에 백혈병에 걸려 세상을 떠났습니다.

이 때문에 방사성 원소가 아닌 다른 물질을 이용해 물질을 검출하는 방법을 연구하기 시작했습니다. 그리고 1990년대부터는 다른 물질을 이용해 눈에 보이지 않는 항원 항체 반응을 측정할 수 있는 방법을 사용하게 되었습니다. 사람에게 안전한 형광 물질을 반응시켜서 항원 항체 반응의 양을 측정하는 효소 면역 측정법(assay enzyme-linked immunosorbent)이 바로 그러한 방법입니다. 이 측정법 덕분에 지금은 병원에서 각종 검체에 들어 있는 특정 물질을 안전하게 측정할 수 있게 되었습니다.

앨로와 버슨이 연구한 방사 면역 측정법이 효소 면역 측정법으로 발전하면서 생물학과 의학의 연구와 활용에 큰 역할을 했습니다. 피 속에 있는 미량의 물질을 측정할 수 있게 한 이 연구는 오늘날 다양한 방법으로 발전하고 있습니다. 여러 가지 효소 면역 측정법이 개발되어 있으며 또 계속해서 더 새로운 방법을 연구하고 있습니다.

피 한 방울로 유전 정보를 찾아내는
중합 효소 연쇄 반응

〈쥬라기 공원〉에서는 공룡을 어떻게 만들었을까요?

사람의 유전체를 해독하고 영화 〈쥬라기 공원〉에서처럼 공룡을 복제하는 데 공통적으로 사용되는 기초 과학 기술이 있습니다. 중합 효소 연쇄 반응(polymerase chain reaction, PCR)이 바로 그 기술입니다. 〈쥬라기 공원〉에서는 보석의 일종인 호박에 화석 상태로 들어 있던, 공룡 피를 빨아 먹은 모기에서 공룡의 데옥시리보 핵산(deoxyribonucleic acid, DNA)을 분리해서 공룡을 만들어냅니다.

PCR이라니, 어쩐지 눈에 익지 않나요? 맞습니다. 코로나바이러스 감염증-19에 감염되었는지를 확인하기 위해 길쭉한 면봉을 코로 밀어넣어 채취한 검체에 바이러스가 들어 있는지를 확인한 바로 그 방법입니다.

〈쥬라기 공원〉이 인기를 끌었던 1993년에 노벨 화학상 수상자로 선정된 두 명 중 한 명이 PCR의 원리를 알아낸 미국의 캐리 멀리스(Kary Mullis, 1944~2019)였습니다. PCR의 원리를 한 마디로 정리하면 '원하는 DNA 부위를 무한대로 만들어 내는 방법'입니다. 단 이 방법이 가능하려면 DNA를 많이 만들어 낼 재료가 있어야 합니다. 검체에 들어 있는 DNA 중 일부를 무한대로 만들 수 있지만, 들어 있지 않는 DNA는 만들 수가 없습니다.

DNA에는 유전 정보가 있으므로 공룡의 DNA를 완벽히 얻을 수 있다면 PCR을 이용해 얼마든지 숫자를 늘릴 수 있습니다. 그 다음에 이 정보로 공룡에게 필요한 단백질을 만들어서 한데 붙이면 됩니다. 공룡의 몸에는 단백질 외에 지질, 탄수화물 등도 있지만 단백질을 얻는 것이 가장 어렵습니다. 따라서 단백질만 완벽히 얻을 수 있으면 가장 큰 문제를 해결하는 셈이 됩니다. 따라서 호박 속의 모기가 공룡 피를 빨 때 공룡 DNA가 모기 안으로 들어오기만 하면 이론적으로는 공룡을 만들어낼 수 있습니다.

PCR은 얼마나 유용한 방법일까요?

2주 전에 어린이를 유괴한 범인을 찾기 위해 수사하던 중 유괴범이 흘린 것으로 추정되는 담배꽁초를 하나 수집해 놓았다고 가정해 보겠습니다. 담배꽁초에는 침이 묻어 있을 것이고 침에는 입 안에서 떨어져 나온 세포가 들어 있을 것입니다. 또는 머리카락도 마찬가지입니다. 머리카락이 두피와 닿는 부분에는 세포가 있고, 머리카락이 떨어질 때는 머리카락 뿌리에 붙어 있는 세포도 함께 떨어집니다.

세포에는 DNA가 들어 있으므로 혐의자의 DNA와 비교하면 범인이 맞는지 확인할 수 있습니다. 이처럼 눈에 보이지도 않는 아주 적은 양의 검체에 아주 조금 들어 있는 DNA를 이용해, DNA에 들어 있는 개인 정보를 원하는 대로 확인할 수 있는 것도 PCR 덕분입니다.

멀리스에게 노벨상을 안겨 준 PCR은 엄청난 크기의 DNA 중 어느 한 부분을 선택적으로 증폭시켜 그 수를 아주 많이 늘릴 수 있는 방법입니다. DNA는 핵 속에 들어 있는 화학 물질이며 23쌍의 염색체를 구성하는 기본 단위입니다. 유전자는 특수한 단백질 하나하나를 만들어 낼 수 있는 정보를 지니고 있는 염색체의 한 부위이며, 단백질의 종류에 따라 염색체 내의 유전자 위치가 달라집니다.

염색체는 보통 때는 보이지 않다가 세포가 분열할 때 보이기 시작해서 세포가 두 개로 분열되는 과정이 끝나면 다시 보이지 않고 핵이 나타납니다. 염색체 23쌍에 들어 있는 DNA를 순서대로 1번부터 번호를 붙이면 약 30억 번까지 붙일 수 있습니다. 이와 같이 사람이나 어떤 생명체가 갖고 있는 DNA의 총합을 유전체라고 합니다. 유전자의 앞 두 글자와 염색체의 뒷글자를 합쳐서 만든 이름입니다.

그런데 과학적으로 연구하기에는 30억이라는 숫자가 너무나도 큽니다. 범행 현장에서 찾은 피 한 방울이 범인의 것인지를 알아내고자 할 때 피 속에 들어 있는 DNA를 이용해 누구의 것인지를 확인한다고 가정해 보겠

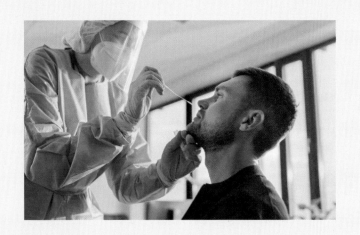

PCR의 원리를 한마디로 정리하면
'원하는 DNA 부위를 무한대로 만들어내는 방법'입니다.

습니다.

피 속에서 분리할 수 있는 DNA는 각자 약 30억 쌍을 가지고 있지만 사람마다 다른 부분은 얼마 되지 않습니다. 그중에서 신원 확인을 위해 사용되는 부위가 수백 개 정도의 크기입니다. 300개라 가정할 때 피에서 분리한 DNA가 아무리 많다 해도 내가 원하는 부위는 1천만분의 1에 불과합니다. 즉 확인하고자 하는 부분이 하나가 있다면 필요없는 부분은 999만 9,999개가 섞여 있는 셈입니다. 1천만 명 중 한 명을 골라내는 것과 같으므로 원하는 부분이 이렇게 적으면 골라내기가 어렵습니다.

PCR을 이용하면 찾아내고자 하는 부분만 골라 대량으로 복제하는 일이 가능합니다. 2시간에 30번 정도 복제할 수 있으므로 효율이 아주 높다면 2^{30}배(약 10억 배)로 그 수가 늘어납니다. 전체 중에 내가 원하는 부분이 많아지므로 골라내기 쉬워지겠지요? 이것이 바로 PCR의 원리입니다. 코로나바이러스 감염증-19의 경우에는 DNA가 없으므로 이 바이러스가 가진 RNA로부터 DNA를 합성한 다음 PCR 검사를 진행하면 DNA에서 원하는 부분만 많이 만들어 낼 수 있습니다.

한 과학자가 특수한 단백질을 합성하는 정보를 지닌 유전자를 알아냈다고 합시다. 그 유전자에 대한 연구를 하려면 30억 개나 되는 큰 DNA 덩어리에서(보통 몇백 개에서 몇천 개의 DNA로 이루어진) 유전자 한 개에 해당하는 부분만 골라내야 합니다. 작은 DNA만을 얻으려면 분리하는 것도 어려울 뿐만 아니라 전체 DNA를 아무리 많이 얻더라도 연구자가 원하는 DNA 양이 너무나 적기 때문에 연구에 이용하기 어렵습니다. 따라서 전체

DNA(유전체) 중에서 필요한 부분만을 선택적으로 얻는 것이 아주 중요하며, 이를 가능하게 해 준 해결사가 바로 멀리스입니다.

높은 온도에서도 기능하는 DNA 복제 효소

멀리스는 유전체, 즉 전체 DNA 덩어리에서 원하는 부위만을 선택적으로 골라내는 방법이 있다면 의학연구를 획기적으로 발전시킬 수 있을 거라 믿었습니다. 그런데 유전체로부터 아주 적은 양의 DNA를 분리해 내는 것은 너무 어려우니 갖고 싶은 DNA 부위를 선택적으로 증폭시켜야겠다고 생각했습니다. 증폭이란 DNA 복제 과정을 반복하는 것입니다. DNA가 복제되는 과정은 1959년 노벨 생리의학상 수상자인 아서 콘버그(Arthur Kornberg, 1918~2007)가 1955년에 이미 알아낸 상태였습니다.

멀리스는 이미 알려져 있는 DNA 복제 기전을 이용해 원하는 부위를 계속 복제하면 그 부위만 기하급수적으로 늘어날 것이라고 생각했습니다. 한 번 복제할 때마다 원하는 DNA는 두 배로 늘어나므로 반응 횟수만 늘리면 원하는 DNA를 대량으로 얻을 수 있을 것이라고 생각한 멀리스는 자신이 고안한 방법을 1985년에 논문으로 발표했습니다. 그런데 이 방법은 이론적으로는 가능했지만 현실에서 실현하기에는 큰 문제가 있었습니다. 이유는 온도를 높이 올렸다가 내리는 과정을 반복해야 하는데, 뜨거운 물이 닿으면 화상을 입는 것처럼 이 과정에서 복제를 담당하는 효소가 변성되어 원하는 반응이 실제로 일어나는 것을 방해했기 때문입니다.

한 번 반응할 때마다 효소의 기능이 정지되므로 DNA를 계속 복제하려면 한 주기마다 외부에서 효소를 넣어 주어야 했습니다. 그러다 보면 반응 용액 내에 들어 있는 물질의 농도가 달라져 복제가 잘 일어나지 않게 됩니다. 그래서 멀리스가 제시한 아이디어는 실제로 진행하기가 어려웠습니다. 이 문제를 해결하려면 섭씨 37도보다 더 높은 온도에서 DNA를 복제할 수 있는 효소가 필요했습니다.

DNA 복제 효소는 대부분의 생명체가 갖고 있는 단백질의 일종입니다. 사람이나 세균에서 분리한 DNA 복제 효소는 일반적으로 섭씨 37도에서 가장 기능을 잘 합니다. 사람의 체온이나 세균의 활동이 가장 활발한 시기를 생각하면 왜 이 온도에서 기능을 잘 하는지 쉽게 유추할 수 있을 것입니다. 그렇다면 높은 온도에서 기능을 잘 하는 DNA 복제 효소는 어디에서 찾을 수 있을까요?

과거로 거슬러 올라가면 지구는 지금보다 훨씬 뜨거웠을 것으로 추정됩니다. 이런 환경에서 처음 탄생한 생명체를 고세균이라 합니다. 고세균은 미생물이기는 하지만 우리가 흔히 알고 있는 미생물과 다르게 뜨거운 온도에서도 생존할 수 있습니다. 뜨거운 물에서 생존할 수 있는 고세균은, 자손을 남기기 위해 DNA를 복제할 때 아주 뜨거운 온도에서도 기능할 수 있는 DNA 복제 효소를 갖고 있었을 것입니다.

랜들 사이키(Randall K. Saiki, 1955~)는 온천에서 생존하는 세균에 대해 연구하고 있었습니다. 아주 뜨거운 온천물에서 생존할 수 있는 세균이 있다는 사실에 관심을 가진 그는, 높은 온도에서도 기능할 수 있는 DNA 복제 효소가 있다면 멀리스가 고안한 방법의 문제점을 해결해 PCR을 쉽게 실행할 수 있을 것이라고 생각했습니다.

결론적으로 사이키의 예상이 맞으면서 더무스 아쿠아티쿠스(*Thermus aquaticus*)라는 미생물에서 PCR을 쉽게 일으킬 수 있는 효소를 발견해 Taq DNA 중합 효소(Taq DNA polymerase)라 이름 붙였습니다. Taq DNA 중합 효소는 판매를 시작하자마자 날개 돋친 듯이 팔려나갔습니다. 이 효소를 발견함으로써 미량의 검체, 즉 침이 묻은 담배꽁초, 손으로 잡은 술잔, 피 한 방울 등 아주 적은 양이라도 DNA가 포함되어 있기만 하면 원하는 부위만을 선택적으로 증폭해 많은 양의 DNA를 얻을 수 있게 되었습니다. 오늘날 이 방법은 생명과학 연구와 과학 수사는 물론 고고학, 생태학, 과거의 질병 연구 등 다양한 분야에서 이용되고 있습니다.

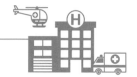

왜 흔하게 걸리는 질병인 감기에는
예방 백신이나 특효약이 없을까요?

최근에 의학이 비약적으로 발전함에 따라 불치병이라 생각하던 암 치료율도 높아지고 있습니다. 그런데도 왜 가장 흔한 질병인 감기를 쉽게 낫게 하는 약은 왜 없을까요? 감기는 숨을 쉴 때 코로 들어온 공기가 기관, 기관지, 세기관지를 지나 허파의 꽈리세포에 이르는 호흡기에 바이러스가 감염되어 발생하는 감염병입니다. 바이러스는 그 자체로는 증식할 수 없기 때문에 생존을 위해 숙주 세포로 들어가야 합니다. 그러므로 공기 중에 떠다니다가 숨을 쉴 때 코로 들어온 바이러스는 허파까지 가서 허파 세포로 들어간 다음 허파 세포의 능력을 이용해 바이러스 숫자가 늘어나야 살아남을 수 있습니다.

만약 숨을 들이마실 때 들어온 바이러스가 허파 세포로 들어가지 못하고, 숨을 내쉴 때 다시 코를 통해 사람 몸 밖으로 나가면 이 바이러스는 증식하지 못한 것이고 얼마 못 가서 죽게 되므로 사람에게 해롭지 않습니다. 바이러스 자체는 그리 강하지 않아서 뜨거운 곳에 닿거나 햇빛에 포함된 자외선을 쬐면 쉽게 사멸합니다.

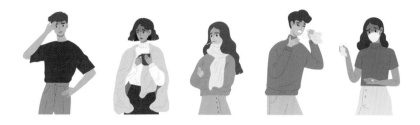

• 호흡기 감염병 중 가장 흔한 질병인 감기 치료제는 왜 아직 없을까요? •

공기 중에 떠다니다가 사람이 숨을 쉴 때 감염되는 바이러스는 흔히 호흡기 감염병을 일으킵니다. 공기를 통해 전파되는 것은 물이나 음식을 통해 전파되는 것보다 훨씬 빨리 병이 진행될 수 있으므로, 감염병이 대규모로 발생하는 팬데믹을 일으키는 것은 호흡기 질환인 경우가 많습니다.

호흡기 감염병 중 가장 흔한 것은 감기입니다. 이미 잘 알고 있듯이 감기에 걸리면 기침, 콧물, 두통, 열 등의 증상이 나타납니다. 때에 따라서는 목 안에 있는 편도선이 부어서 음식을 삼킬 때 통증을 느끼거나 추위를 느끼기도 하며 온몸이 쑤시고 아프기도 합니다. 1년에 한 번 이상 감기에 걸리는 사람이 많지만 감기를 예방할 수 있는 백신은 없고 특효약도 없습니다.

감기에 걸렸는데 약을 먹고 나은 적이 있다고요? 그렇게 느낄 수 있지만 그건 사실이 아닙니다. 약은 크게 질병 자체를 치료하는 약과 증상이 호전하는 약으로 나눌 수 있습니다. 예를 들어 발가락 사이에 무좀이 생긴 경우 무좀약을 바르면 무좀을 치료할 수 있습니다. 무좀을 일으키는 곰팡이를 죽이기 때문입니다. 그런데 증상이 호전하는 약은 원인을 해결하지는 못하지만 사람이 증상을 약하게 느끼도록 함으로써 낫는 것처럼 보이게 합니다. 실제로는 낫지 않는데 낫는 것처럼 느끼면 적당히 시간이 흐르는 동안 사람의 면역 기능이 방어력을 회복해 약의 힘이 아닌 사람의 면역력으로 치료됩니다. 즉 감기약은 감기를 일으키는 바이러스를 죽이는 것이 아니라, 사람의 면역력이 서서히 좋아지면서 바이러스를 쫓아낼 때까지 증상을 완화하는 것입니다. "감기에 걸렸을 때 그냥 두면 일주일 만에 낫고 약을 먹으면 7일 만에 낫는다"라는 말은 감기약이 치료약이 아니라는 뜻입니다.

감기를 일으키는 바이러스에 대한 치료약이나 예방 백신이 없는 이유는 감기를 일으키는 바이러스의 종류가 워낙 많아서 각각의 바이러스에 대한 약과 백신을 개발하기 어렵기 때문입니다. 감기를 일으키는 바이러스는 모두 50가지 이상이 알려져 있으며, 가장 흔한 것은 리노바이러스(rhinovirus), 두 번째가 아데노바이러스(adenovirus), 세 번째가 인간 코로나바이러스(human coronavirus) 229E입니다.

감기는 그 자체로 사람의 목숨을 앗아가지는 않습니다. 감기에 걸렸다가 사망하는 경우는 신체 기능이 아주 쇠약해진 상태로 면역 체계가 제대로 반응하지 못하는 상태에서 폐에 문제를 일으키는 다른 병원체가 복합적으로 감염되었기 때문입니다. 사람에게 감염되는 코로나바이러스 네 가지도 감기 증상밖에 일으키지 않지만 사스(중증 급성 호흡기 증후군Severe Acute Respiratory Syndrome, SARS)는 감염된 사람의 약 10퍼센트, 메르스

(중동 호흡기 증후군Middle East Respiratory Syndrome, MERS)는 약 20~35퍼센트의 사람들이 목숨을 잃을 정도로 폐에 심각한 문제를 일으켜 전 세계적으로 문제가 된 적이 있습니다. 다행히 이 두 가지 질병은 현재 환자 발생이 크게 줄어 별 문제가 되지 않지만 언제 다시 인류를 위협할지는 모를 일입니다.

2019년 말에 발생한 이후 여전히 인류를 귀찮게 하고 있는 코로나바이러스 감염증−19는 이제 지구에서 쫓아내는 것이 거의 불가능해 보입니다. 대신 치명률이 낮아져서 전 세계적으로는 감염자의 약 1퍼센트, 우리나라에서는 감염자의 약 0.1퍼센트가 목숨을 잃는 것으로 나타났으며, 앞으로는 더 낮아질 것으로 기대됩니다. 이 수치는 매년 유행하는 독감에 걸렸을 때의 수치보다 약간 높은 정도이므로 이제 사람과 코로나바이러스 감염증−19를 일으키는 바이러스가 서서히 공존하는 단계로 접어들고 있다고 할 수 있습니다.

코로나바이러스 감염증−19는 일반적인 감기보다 증상과 전파력이 강합니다. 이미 백신을 여러 번 맞은 사람들 중에도 병에 다시 걸리는 경우가 있는데, 이는 코로나바이러스 감염증−19를 일으키는 바이러스가 변이를 잘 일으키기 때문에 백신이 완벽하게 바이러스를 죽이지 못하기 때문입니다.

코로나바이러스 감염증−19를 쉽게 치료할 수 있는 특효약이 하루 빨리 등장하기를 기대합니다.

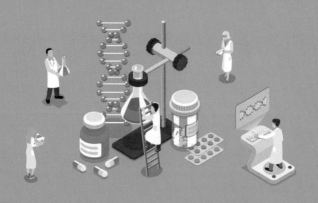

의학은 우리 삶에
어떻게 활용될까요?

의학이라고 하면 흔히 환자가 병원에 가서 치료받는 일만 떠올리지만, 알고 보면 의학은 우리 삶 곳곳에 활용되고 있습니다. 질병 치료를 위한 진료, 약, 수술 외에도 우리 모두 코로나바이러스 감염증-19 팬데믹 때 확실히 경험했던 백신 개발이라든지, 범죄 사건 수사와 신원 확인에 사용되는 법의학, 신체의 능력을 최대치로 끌어올려주는 스포츠 의학 등 그 활용 범위가 생각보다 넓고 또 매우 중요한 역할을 합니다. 또 질병이 생기기 전에 미리 개인의 건강을 관리하는 것도 의학의 영역에 해당합니다.

질병 치료에 사용되는 약은
어떻게 발전했을까요?

　질병을 치료하는 방법은 크게 약, 수술, 방사선 치료, 대증 요법 등으로 나눌 수 있습니다. 하나하나 살펴보면 먼저 약은 몸에 발생한 이상 증상, 즉 병리적 현상을 바로잡기 위해 사용하는 방법입니다. 수술은 몸에 이상이 생긴 부위를 잘라내거나 몸에 필요한 부분을 더하기 위해 칼을 사용해 사람의 몸 어딘가를 자르는 방법입니다. 방사선 치료는 몸에서 세포가 비정상적으로 과다하게 자라나는 암이 생긴 경우에 몸에 쏘아 암세포가 늘어나지 않게 막아 주는 방법입니다. 그 밖에 호르몬 요법, 유전자 치료, 면역 치료 등이 있습니다만, 환자들은 약을 사용한 치료법과 비슷한 것으로 생각합니다.

예전에는 식물을 이용해 질병을 다스렸어요

오래전에는 특별한 효과가 있다고 알려진 식물이나 다른 물질을 약 대신 사용하곤 했습니다. 몸에 이상이 있을 때 누군가 "내가 전에 비슷한 증상이 있었을 때 아버지가 구해 온 잎을 먹고 나았어", "내가 아는 사람이 A, B, C를 함께 넣고 끓인 물을 먹고 나았대" 등의 이야기를 듣고 자신의 문제를 해결할 수 있는 방법을 찾았던 것입니다.

중세가 끝나고 근대가 시작될 때까지 이런 상황이 이어지다가, 앞에서 살펴본 기초 화학 연구에 관심을 가졌던 파라셀수스 덕분에 새로운 약제들이 약전에 기록되었으며, 약이 체계적으로 정리되었습니다. 한편 콜럼버스의 아메리카 대륙 진출 이후 스페인을 비롯한 유럽 여러 나라들이 신대륙에 관심을 갖기 시작했습니다. 그에 따라 유럽인들의 활동 범위가 넓어져 대항해 시대가 시작되면서, 주로 온대 지역에 사는 유럽인들이 열대 지역으로 진출하게 되었습니다. 그 결과 열대 지방 풍토병인 말라리아 환자가 늘어나기 시작했습니다.

유럽인들이 새로운 대륙을 찾아다니기 시작한 직후인 16세기 초 남아메리카(현재의 페루와 에콰도르 지역)에서 가톨릭 예수회 신부들이 선교 활동을 하고 있었습니다. 이 지역에도 말라리아가 만연해 수시로 환자가 발생하고 목숨을 잃곤 했습니다. 선교사들은 원주민들이 말라리아 치료를 위해 환자들에게 '킨코나(cinchona)' 또는 '키나(china)'라는 나무의 껍질을 달여 먹이는 것을 보았습니다.

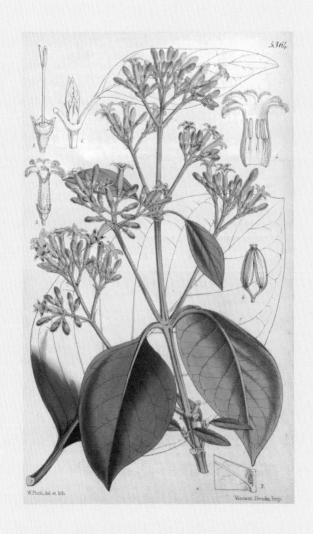

키나 나무는 말라리아 치료에
효과가 있는 것으로 알려져 여러 형태로 사용되었습니다.

이 나뭇잎은 쉽게 구해서 달여 먹을 수 있었고, 효과는 사람에 따라 달랐지만 어느 정도 치료 효과가 있었습니다. 그래서 1630년경 유럽에서 말라리아가 대유행할 때 이 나무껍질이 유럽에 소개되기도 했습니다. 그러나 바다를 건너 전해진 이 치료법은 유럽에서 거의 사용되지 않았습니다. 당시 유럽 의학계의 주류를 이루던 교수나 의사들이 이 재료들을 '예수회 선교사의 가루'라며 철저히 무시했기 때문입니다.

그러던 중 1670년대에 영국에서 다시 말라리아가 크게 유행하자 로버트 탈보(Robert Talbor, 1642~1681)라는 사람이 특효약을 발견했다고 광고하며 키나 가루로 만든 약을 판매하기 시작했습니다. 이 약으로 완치되는 사람이 있을 만큼 효과가 분명했으므로 많은 이들의 관심을 끌었습니다. 의학계는 이를 완전히 무시했지만, 영국 왕 찰스 2세(Charles II, 1630~1685)는 자신에게 말라리아 증상이 나타나자 탈보가 만든 약을 복용해 증세가 호전되었습니다. 프랑스 루이 14세(Louis XIV, 1638~1715)의 황태자가 말라리아로 고생하고 있다는 소식을 듣고 탈보를 프랑스로 보내 황태자의 생명을 구하기도 했습니다.

정확한 작용 기전이 밝혀지지 않은 채 오랫동안 말라리아 치료에 이용된 키나 가루의 효과는 1820년에 프랑스의 피에르 펠르티에(Pierre J. Palletier, 1788~1842)와 조제프 카방투(Joseph B. Caventou, 1795~1877)가 입증했습니다. 이들은 키나 가루에서 말라리아 치료 효과가 있는 물질의 화학 구조를 알아낸 후 키니네(quinine)라 이름붙였습니다. 킨코나 나무에서 분리한 키니네는 한때 부작용 때문에 문제가 되기도 했습니다. 그러나

20세기가 시작되어 다른 치료제가 개발될 때까지 유일한 말라리아 치료제로 이용되었습니다.

키니네는 인류 역사상 최초로 화학 구조를 알고 사용한 약입니다. 화학이 발전하면서 화학 구조의 일부를 바꾸면 효과가 더 좋아지거나 부작용을 줄일 수 있음을 알게 되었습니다. 이 덕분에 수많은 유도체를 합성해서 효과와 부작용을 확인하는 일이 보편화했습니다. 이로써 어떤 화학 물질의 효과가 알려지면 그 유도체를 많이 만들어서 더 효과가 좋은 약을 만들어 낼 수 있게 되었습니다.

화학 요법제를 이용한 감염병 치료

20세기가 시작될 때까지 가장 문제가 되었던 질병은 감염병이었습니다. 한 번 유행했다 하면 페스트, 콜레라, 발진티푸스처럼 걷잡을 수 없이 퍼져 나가기 때문에 항상 공포에 떨어야 했던 것입니다.

1796년에 영국의 제너가 종두법을 발견해 두창을 예방할 수 있게 되었고, 1879년부터 1885년까지 프랑스의 파스퇴르가 닭 콜레라, 탄저병, 광견병 등 세 가지 감염병의 예방 백신을 만들어 냈지만 감염병을 치료할 수 있는 약은 개발되지 않았습니다. 1876년부터 1883년까지 독일의 코흐가 탄저병, 결핵, 콜레라를 일으키는 세균을 찾아냄으로써 감염병이 이 세상에 수없이 많은 세균으로 인해 발생한다는 사실을 알아냈습니다. 그러나 원인만 알고 치료법은 없었으므로 걸리지 않도록 피하는 것 말고는 다른 예방법이 없었습니다. 다행히 백신을 개발해서 이를 맞은 사람에게는 예방 효과가 있기는 했습니다.

앞에서도 설명한 것처럼 1910년에 독일의 에를리히는 최초의 화학 요법제인 살바르산 606호를 합성했습니다. 그는 세균처럼 눈에 보이지 않을 정도로 아주 작은 것을 염색할 수 있다면 염색제 역할을 하는 화학 물질 중에서 세균의 특정 부위에 결합해 세균의 생존을 위협하는 물질도 있을 거라고 예상했습니다. 세균처럼 작은 생물체를 염색한다는 것은 염색약이 생물체 어딘가에 결합한다는 뜻입니다. 그러므로 결합하는 방식에 따라서 세균이 더 이상 성장하지 못하게 하는 물질을 찾으면 감염병을 해결할 수 있을 것이라고 생각했던 것입니다.

에를리히가 살바르산 606호를 합성해낸 것은 이 세상에 없었던 화학 물질을 만들어 내서 약으로 쓸 수 있음을 처음으로 보여 준 사건입니다. 이와 같이 화학적으로 새로운 물질을 합성해 치료에 이용하는 약을 화학 요법제라 합니다.

독일의 게르하르트 요하네스 파울 도마크(Gerhard J. P. Domagk, 1895~1964)는 1932년에 술폰아미드(sulfonamide)계 약물을 처음 합성했습니다. 약 이름에 '계'를 붙이면 화학적으로 비슷한 물질의 구조를 조금씩 바꾸면서 합성한 다양한 물질을 모두 합쳐서 가리키는 것입니다. 술폰아미드계 약물은 최근까지도 그 유도체를 이용해 새로운 약을 개발할 정도로 효과적인 항균제입니다. 술폰아미드계 약물을 합성한 도마크는 1939년 노벨 생리의학상을 받았습니다. 또한 제2차 세계 대전에서 많은 부상자를 치료하는 데 큰 공헌을 했습니다.

페니실린은 어떻게 발견했을까요?

1870년대 이후 여러 감염병이 특정 세균으로 인해 발생한다는 사실이 알려지면서 많은 학자들은 이 세균을 죽여서 감염병을 치료할 수 있는 방법을 찾기 위한 연구를 진행했습니다.

영국의 알렉산더 플레밍(Alexande Fleming, 1881~1955)은 운 좋게 곰팡이에 있는 물질이 세균을 죽일 수 있다는 사실을 알아냈습니다. 어느 날 세균을 키우고 있는 배지의 일부에 세균이 자라지 않는 걸 발견했습니다. 조사해 보니 플레밍의 실험실 아래층에서 연구하고 있는 곰팡이가 날아와서 세균을 키우는 배지에 떨어진 것이었습니다. 곰팡이 주변에는 왜 세균이 자라지 못하는지 확인해 본 결과 곰팡이에 있는 물질이 세균의 성장을 억제한다는 사실을 알아냈습니다.

플레밍은 자신이 만들어 둔 배지를 오염시킨 푸른곰팡이(Penicillium)에서 세균의 성장을 막을 수 있는 물질을 분리해 약으로 사용하려 했습니다. 그런데 실제로 분리해 시험한 결과는 그가 기대한 것보다 효과가 약했습니다. 결국 그는 1928년에 곰팡이에 들어 있으면서 세균의 성장을 막는 물질을 발견했다는 논문을 쓰는 것으로 연구를 마무리하고 말았습니다.

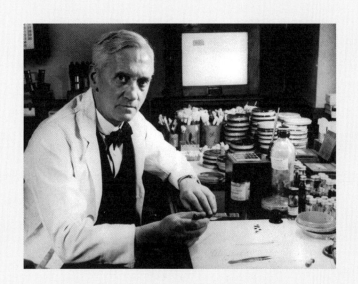

알렉산더 플레밍은 자신의 배지를 오염시킨
푸른곰팡이에서 페니실린을 발견했습니다.

한동안 잠자고 있던 그의 논문을 읽은 하워드 월터 플로리(Howard Walter Florey, 1898~1968)와 언스트 체인(Ernst B. Chain, 1906~1979)은 플레밍의 연구에 확인할 점이 있다고 판단하고 다시 실험해 보았습니다. 실제로 반복 실험을 해 본 결과 플레밍이 계산한 것보다 약의 효과가 더 뛰어나서 감염병 치료에 충분히 사용할 수 있다고 판단했습니다. 이 두 사람 덕분에 곰팡이에서 분리한 물질인 페니실린의 효과가 재평가되어 대량생산을 시작했습니다.

술폰아미드계 약물과 마찬가지로 페니실린은 제2차 세계 대전 때 널리 사용되어 많은 병사들을 죽음의 문턱에서 살려 냈습니다. 플레밍과 플로리, 체인은 제2차 세계 대전이 끝난 직후인 1945년에 노벨 생리의학상 수상자로 선정되면서 새로운 발견에 대한 공로를 인정받았습니다.

영국에서 페니실린이 발견되었다는 소식을 들은 미국의 셀먼 왁스먼(Selman A. Waksman, 1888~1973)은 '이 세상에 곰팡이 종류가 얼마나 많은데, 세균을 죽일 수 있는 물질이 있는 곰팡이가 페니실린 하나뿐일 리가 없어!'라고 생각했습니다. 곰팡이와 세균은 모두 단세포이지만 곰팡이가 훨씬 크기 때문에 세균이 곰팡이 안으로 침입하는 경우가 있습니다. 그런데 곰팡이는 면역 기능이 없으므로 세균이 침입하면 막을 수 없기 때문에 몸 안에 세균을 죽일 수 있는 물질을 함유하고 있는 것입니다.

흙에 있는 곰팡이를 주로 연구하던 왁스먼은 곰팡이 종류가 엄청나게 많다는 사실을 알고 있었습니다. 곰팡이에서 세균을 죽일 수 있는 물질을 찾겠다고 목표를 정하자, 연구비와 연구 인력 등 모든 수단을 동원해 수많은 곰팡이를 배양하고, 그 곰팡이에서 세균을 죽일 수 있는 물질을 찾아내려고 했습니다.

　오래지 않아 그의 연구원들은 곰팡이에 들어 있으면서 세균을 죽일 수 있는 물질을 찾아냈습니다. 이때 다양한 액티노마이신(actinomycin)을 찾아냈고, 결핵균을 죽일 수 있는 스트렙토마이신(streptomycin)도 1943년에 발견했습니다. 그는 곰팡이에서 찾아낸 물질이 세균을 죽인다는 뜻으로 항생제(antibiotics)라 부르자고 제안했습니다. 그리고 결핵균을 죽이는 스트렙토마이신을 발견한 공로를 인정받아 1952년 노벨 생리의학상을 수상했습니다.

의사들의 수술법은
어떻게 발전했을까요?

전설로 남은 외과 처치와 수술 기록

의사는 아니었지만 19세기 프랑스에서 활약하면서 의학 발전에 누구보다도 큰 공헌을 한 파스퇴르가 광견병 예방 백신 개발을 막 끝마친 1885년의 일입니다.

광견병에 걸린 것으로 의심되는 개에 물린 아이가 어머니와 함께 파스퇴르를 찾아 왔습니다. 자신의 아들이 광견병에 걸릴 것을 염려한 어머니는 아들을 의사에게 데려갔고, 아이를 진료한 의사는 어머니에게 개에게 물린 상처 부위를 불에 달군 쇠로 지지거나 끓인 기름을 붓자고 했습니다. 어린 아들을 그렇게 치료하는 것을 원하지 않은 어머니는 다른 방법으로 치료하고 싶었고, 주변에서는 파스퇴르를 찾아 가 보라고 권유했습니다. 광견병 백신을 제조한 직후였지만 아직 효과를 시험하지 못하고 있던 파스퇴르는 이 아이에게 백신을 투여해 자신이 제조한 백신에 치료, 예방효과가 있음을 입증했습니다.

병원성 미생물의 침입을 방지하기 위해 상처 부위를 소독하는 방법이 알려진 것은 19세기의 일이었습니다. 중세 때부터 상처 부위를 그냥 두면 다른 큰 병으로 발전할 수 있다는 사실이 알려져 있었고, 이를 예방하기 위해 상처 부위를 불에 달군 쇠로 지지거나 끓인 기름을 부었습니다. 온열로 살균작용을 유도한다는 점에서 이론적으로 타당성이 있기는 했지만, 처치 방법이 인체에 또다른 손상을 발생시키므로 지극히 비인도적인 방법입니다.

이 같은 방법이 잘못되었음을 지적한 사람이 2장의 69쪽에서 소개한, 파스퇴르보다 400년이나 앞선 시기에 활약했던 파레였습니다.

비록 매스컴이 발달하지 않은 시절이었고, 다른 학자들이 흔히 사용하던 라틴어가 아니라 프랑스어로 책을 썼기 때문에 400년 동안 그의 이론이 널리 전파되지 못한 채 비인도적인 처치가 계속되고 있었습니다. 하지만 그가 이룬 학문적 업적은 '외과학의 아버지'라는 별명에 걸맞은 훌륭한 것이었습니다.

앞에서 소개한 것처럼 파레가 16세기에 외과 치료법을 집대성하기 훨씬 전에도 수술법은 나름대로 발전하고 있었습니다. 그러나 수술할 때 발생하는 부작용과 통증을 해결할 수 없었기 때문에 발전 속도는 아주 느렸습니다. 칼로 몸에 상처를 내는 것이 수술입니다. 수술 때문에 상처가 나면 통증을 느끼고 병을 일으키는 미생물이 침입하기 쉬워집니다. 따라서 수술할 때 발생하는 통증과 수술 후에 발생할 수 있는 이차 감염을 예방하지 않으면 목숨을 잃을 가능성도 있습니다.

통증을 줄일 수 있는 마취제는 1840년대에 발견되었습니다. 이보다 훨씬 오래 전에 발명된 총 때문에 전쟁으로 총상을 입는 환자들이 많았습니다. 이때 주요 사망 원인은 피가 멈추지 않는 과다출혈이었습니다. 따라서 피가 나기 시작하면 얼른 멈추게 해야 하며, 외과 의사들은 경험을 통해 팔이나 다리를 잘라내지 않으면 상처 부위가 감염되거나 해서 목숨을 잃는다는 사실을 알고 있었습니다.

19세기 초 프랑스의 도미니크장 라레(Dominique-Jean Larrey, 1766~1842)와 영국의 로버트 리스턴(Robert Liston, 1794~1847)은 인류 역사상 수술을 가장 잘 했던 의사로 꼽힙니다. "2~3분에 다리를 하나씩 잘랐다", "1분도 채 안 되어 다리를 하나 잘랐다" 같은 전설이 있을 정도입니다. 지금이야 좋은 수술용 톱이 있지만, 지금부터 약 200년 전에 수술 도구도 마땅치 않은 상태에서 그렇게 수술을 했다니 놀라울 뿐입니다. 참고로 라레와 리스턴은 일반적인 상황이 아니라 전쟁처럼 심각한 상황에서 갑자기 환자가 많아졌을 때 그렇게 빨리 수술한 것이라고 합니다.

외과 의학의 전환점이 된 마취제 발견

적당한 마취제가 없는 상태에서 수술을 해야 했던 시기에는 통증을 줄이기 위해 환자는 물론 의사도 술을 마셨다는 기록이 있습니다. 술이 마취제는 아니지만 술에 취했을 때 통증을 덜 느끼기 때문입니다.

또 마약의 일종인 아편은 몇천 년 전부터 중국에서 사용되었습니다. 양귀비(楊貴妃)가 '기쁨의 식물'이라 했던 식물 양귀비는 중국에서 통증을 완화시키는 데 사용하기도 했습니다. 그 밖에도 마약 성분이 있는 물질을 환각, 도취, 진통 완화를 위해 사용하기도 했습니다. 이슬람의 철학자이자 의사였던 이븐시나(Ibn-sina, Avicenna, 980~1037)는 11세기에 자신이 쓴 책에서 '아편이 가장 강력하게 혼미 상태를 유발하는 물질'이라고 기록했고, 서양 의학에서 아편은 16세기부터 20세기까지 흔히 사용되었습니다.

한편 기원전 2500년경 고대 이집트인들은 상처를 치료하고 염증을 줄이기 위해 온도를 낮추는 방법을 이용했습니다. 프랑스의 라레도 얼음으로 통증을 줄이려 했습니다. 말이 끄는 구급차를 이용한 것으로 유명한 그는 러시아와의 전쟁에서 수술할 때 환자의 고통을 줄이기 위해 눈과 얼음을 이용했습니다.

1798년에 20세의 의과대학생이었던 험프리 데이비(Humphry Davy, 1778~1829)는 잘 모르는 물질의 냄새를 맡는 습관이 있었습니다. 그런데 소화 불량과 두통으로 고생하던 그는 아산화질소의 냄새를 맡자 기분이 좋아지면서 통증이 사라지는 걸 느꼈습니다. 그는 이빨을 뺄 때 아산화질소를 흡입해 진통 효과가 있다는 사실을 확인한 후 아산화질소가 수술의 통증을 줄일 수 있을 것이라고 생각했습니다. 그렇게 해서 1799년에는 아산화질소를 외과 수술에 이용하자는 논문을 발표했으나 다른 사람들의 관심을 끌지 못했습니다.

데이비는 가끔씩 지인들을 초대해 함께 아산화질소 냄새를 맡기도 했습니다. 그와 가까웠던 새뮤얼 콜리지(Samuel T. Coleridge, 1772~1834)가 이 신비한 기체에 대한 글을 남기자 효능에 대한 소문이 점점 퍼졌습니다. 1844년에는 미국의 치과 의사 호러스 웰즈(Horace Wells, 1815~1848)가 아산화질소를 발치할 때 마취제로 이용해 보자고 생각했습니다. 자신의 환자에 시험해 본 웰즈는 메사추세츠 종합 병원에서 시연 기회를 얻었습니다. 그러나 이를 뽑히던 환자가 통증을 참지 못하고 비명을 지르는 바람에 공개 시연은 실패했습니다.

이때 시연 기회를 주었던 치과의 윌리엄 토머스 모턴(William Thomas G. Morton, 1819~1868)은 다른 마취제가 있는지 문헌을 찾아보다가 에테르(ether)를 알게 되었습니다. 모턴은 개를 이용한 실험에서 에테르로 마취해서 성공하자 사람을 대상으로 발치를 시도해 또 성공을 했습니다. 그러고 나서 메사추세츠 종합 병원의 외과 의사였던 헨리 비글로(Henry J. Bigelow, 1818~1890)에게 무통 발치에 성공했다고 이야기하면서 외과에서 수술할 때 시도해 보자고 제안했습니다.

1846년 10월 16일에 이루어진 공개 수술에서 외과 의사 존 워렌(John C. Warren, 1778~1856)은 에테르를 이용해 목 부위 종양을 통증 없이 제거하는 데 성공했습니다. 그리고 11월 3일에는 비글로가 에테르로 마취한 후 통증 없이 넙다리뼈를 잘라내기도 했습니다. 비로소 마취한 뒤 수술할 수 있게 된 것입니다.

이 소식을 들은 런던 대학교의 외과 의사 리스턴은 1846년 12월 21일 에테르를 이용해 통증 없이 다리를 절단하는 데 성공했습니다. 이 수술로 그는 유럽 최초의 무통 수술한 외과 의사로 기록되었고, 이 소식이 유럽 여러 나라로 전해지면서 유럽에서도 마취제를 이용한 무통 수술이 일반화 되었습니다.

한편 영국 에든버러 대학교 산부인과 의사 제임스 심프슨(James Y. Simpson, 1811~1870)은 냄새가 독하고 구토를 일으키는 에테르 대신 클로로포름(chloroform)을 마취제로 사용해 보려고 했습니다. 그 해에 클로로포름을 적신 손수건을 아이 얼굴에 덮어 놓는 방법으로 마취한 다음 4세 아이의 팔을 통증 없이 절단하기도 했고 임신부의 무통 분만에도 성공했습니다. 1840년대에 은퇴를 앞둔 시기에 마취제를 이용해 처음 수술을 한 리스턴은 "앞으로 마취제를 이용하면 수술이 지금보다 훨씬 쉬워질 것"이라고 말했습니다. 실제로 그 후로는 수술이 한결 쉬워졌습니다.

한편 국소 마취제는 1880년대에 처음 사용되었습니다. 아메리카 대륙에서 자라는 식물 코카(coca)에 포함된 코카인(cocaine)은 최초의 국소 마취제로 유명해졌습니다. 지금은 중독성이 강해 마약으로 분류된 코카인 대신 구조식을 바꾼 리도카인(lidocaine), 트로포카인(tropocaine) 등의 국소 마취제를 사용하고 있습니다.

손 씻기의 중요성을 알린 제멜바이스

형가리 출신으로 오스트리아 빈에서 일하고 있던 제멜바이스는 1848년에 의사가 산모를 만나기 전에 소독액으로 손을 씻기만 하면 분만할 때 생긴 상처에 세균이 생기는 산욕열을 예방할 수 있다는 사실을 발견했습니다. 산욕열은 당시 유럽에서 10~30퍼센트의 사망률을 기록하면서 산모와 그 가족에게 공포의 대상이었던 질환이었습니다.

제멜바이스가 근무하던 병원에는 분만실이 두 병동에 설치되어 있었습니다. 그런데 의사들이 담당하던 분만실보다 조산사들이 담당하던 분만실의 산모 사망률이 훨씬 낮다는 사실을 알게 되었습니다. 그 이유를 찾던 중 의사는 시체를 만지거나 감염성 질환 환자를 대한 다음에 아무 조치 없이 분만실로 들어가지만 조산사들은 손을 잘 씻는다는 사실을 알아차렸습니다. 그래서 의사들이 분만실에 들어갈 때 장비와 손을 씻게 하자 산욕열로 인한 사망률이 크게 낮아졌습니다.

또한 그는 산부인과에서 소독하는 것이 사망률 감소에 미치는 영향을 계속 연구했습니다. 그리고 10년 이상의 연구 결과를 모아 1861년에 무균 처리가 산욕열로 인한 사망률을 감소시키는 데 큰 공헌을 한다는 내용을 담은 책을 써서 유럽의 주요 산부인과 의사들에게 배포했습니다. 그러나 다른 산부인과 의사들은 이를 무시했습니다. 제멜바이스의 주장을 다른 산부인과 의사들은 믿어 주지 않았던 것입니다. 이에 크게 실망한 제멜바이스는 성격이 피폐해져 1865년에 정신 병동에 수용되었고 2주 후에

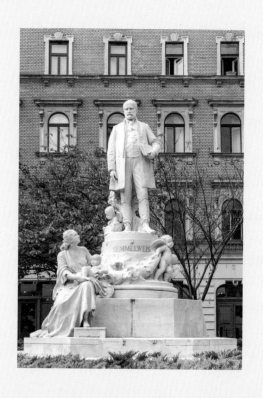

헝가리 로쿠스 병원 앞에 있는 산과 의학자 제멜바이스의 동상.
제멜바이스는 감염병을 일으키는 세균의 존재를 인지하지 못하던 시절에
의사들의 손씻기 중요성을 강조함으로써
산욕열에 의한 산모 사망률을 획기적으로 낮췄습니다.

감염병으로 세상을 떠나고 말았습니다.

이보다 2년 앞서서 파스퇴르는 자연 발생설을 부정하면서 눈에 보이지 않는 작은 미생물이 있다고 주장했습니다. 병원성 세균이 감염병을 일으킨다는 이야기에 귀를 기울인 영국의 조지프 리스터(Joseph Lister, 1827~1912)는 수술로 생긴 상처가 곪는 것은 세균이 침입하기 때문이라 생각했습니다.

몇 달이 지난 후 리스터가 살고 있던 마을의 어느 목장에서 기르던 가축들이 원인도 모른 채 죽어가는 일이 일어났습니다. 리스터는 목장주가 하수로에 석탄산인 페놀(phenol)을 흘려보냈고, 그 후에 가축의 죽음이 크게 감소했다는 소식을 들었습니다. 세균 때문에 가축에 질병이 발생한 것이라 생각한 리스터는 석탄산을 이용해 그러한 질병을 예방할 수 있을 것이라고 생각했습니다.

1865년부터 수술 후 이차 감염을 막기 위한 연구를 하던 리스터는 석탄산에 적신 붕대를 상처에 감으면 이차 감염을 예방할 수 있음을 알아냈습니다. 수술할 때 발생하는 가장 큰 문제 중 하나인 이차 감염 예방법을 찾은 리스터는 이러한 결과를 논문으로 발표했습니다.

리스터가 찾아낸 무균 처리법은 마취제 개발에 이어 수술법이 발전하는 데 큰 역할을 했습니다. 리스터는 무균 처리법의 원리를 외과학에 도입한 것에 대한 찬사는 제멜바이스가 받아야 한다며 제멜바이스의 공적을 치하했습니다.

외과의 분화와 내과에서 시행하는 수술

1910년에 미국에서 의학교육개혁이 일어날 당시에는 교육 목표를 의과대학을 졸업하면 직접 일차 진료를 할 수 있어야 한다고 정했습니다. 그 후 한 세기가 넘는 시간 동안 의학은 아주 많이 발전했습니다. 가장 큰 변화는 의과대학에서 공부한 것만으로 의사 생활을 하기에는 전문 지식이 많이 부족하므로, 의사가 된 후 3~4년의 수련 기간을 거쳐 전문의 시험을 통과하도록 한 것입니다. 또 수술적 치료를 중심으로 하는 외과에서 정형외과, 신경외과, 성형외과, 흉부외과 등이 독립해 전공과목이 되었습니다. 이러한 4개 과목의 전문의사로 활동하기 위해서는 의사가 된 후 전공의 과정을 보내면서 전문 지식을 많이 쌓아야 합니다.

이렇게 외과가 여러 과목으로 분화되면서 외과를 일반외과로 바꾸어 부르기 시작했습니다. 대학병원에서는 일반외과를 다시 간담췌외과, 이식외과, 항문외과, 수부외과, 족부외과, 소아외과 등으로 나누기도 합니다. 이렇게 분류한 과목들은 따로 전문의 시험을 치르지 않습니다.

영상술이 발전하면서 아주 작은 카메라를 몸 속에 집어넣어 몸 내부를 들여다 보는 내시경 검사도 가능해졌습니다. 예를 들어 위내시경 검사를 하는 동안 위 벽에 뭔가 특이한 게 보이는데, 영상만으로는 무엇인지 확인하기가 어렵다면 조직 검사를 합니다. 이를 위해서는 작은 칼이나 집게 같은 기구를 넣어 작게라도 검체를 채취해야 합니다.

조직 검사 결과 크게 위험하지는 않지만 그냥 두면 언젠가 더 심각한 질병으로 발전할 가능성이 있다면, 내시경 기계에 칼을 부착해 몸에 집어넣은 후 그 부위를 잘라낼 수 있습니다. 이전에는 칼을 써서 잘라내는 것이 외과적 처치에 해당하는 기술이었지만, 이제 이러한 경우는 내과에서 시행합니다. 또 내시경을 이용한 수술은 의사가 직접 손으로 칼을 잡고 잘라내는 수술법이 아니므로 원격 수술에 해당합니다.

사람이 할 수 없는 미세한 수술이 가능한 로봇 수술

사람 대신 로봇이 수술을 한다는 것은 무슨 뜻일까요? 또 왜 그렇게 해야만 할까요? 로봇은 기본적으로 정보 통신 기술(Information and Communication Technologies, ICT)을 주로 이용하는 기계입니다. 로봇이 환자 치료를 위해 처음 사용된 것은 1985년입니다. 신경외과에서 생체 검사를 위해 이용된 이 로봇은 그 후 비뇨의학과에서 전립샘 관련 질환 시술에 이용되었습니다. 1992년에는 이미지 유도 시스템이 인공 고관절 교체용으로 개발되었습니다. 또 의사가 각 환자에게 맞춰 보철물 크기를 조절하는 능동 로봇 시스템을 적용한 로보닥이 정형외과 수술용으로 개발되는 등 수술용 로봇의 발전 속도가 점점 빨라지고 있습니다. 현재 가장 많이 사용되는 다빈치 로봇은 2000년에 미국 식품의약국(Food and Drug Administration, FDA)의 승인을 받은 이후 구조가 점점 개선되면서 성능 역시 점점 좋아지고 있습니다.

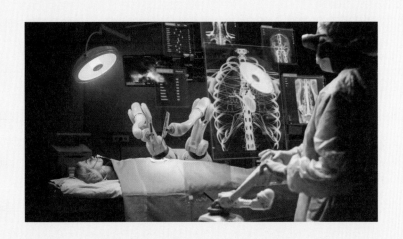

사람이 할 수 없는 아주 미세한 부위를
정확하게 수술해야 할 때 로봇 수술을 이용합니다.

이러한 수술용 로봇의 최대 장점은 사람은 할 수 없는 미세한 수술을 할 수 있다는 점입니다. 사람은 아무리 조심해도 아주 작은 차이를 손의 움직임으로 조절하는 것이 쉽지 않습니다. 자를 대고 칼로 1밀리미터를 자른다고 가정해 보세요. 아무리 정확히 자르려 해도 1밀리미터를 자르는 건 어려울 것입니다. 게다가 종이도 아니고 3차원인 사람의 몸에서 손으로 1밀리미터를 잘라낸다는 것은 거의 불가능에 가깝습니다.

그러나 수술용 로봇은 컴퓨터에 연결되어 조작을 하는 사람이 명령하는 대로 따르기 때문에 아무리 작은 부위라도 지정해 주기만 하면 수술할 수 있습니다. 그러므로 지금도 수술에서 미세한 부위를 아주 정확하게 수술해야 하는 경우에는 로봇을 이용하고 있습니다. 로봇이 의사 대신 모든 수술을 하는 것이 아니라, 의사가 할 수 있는 수술은 직접 하지만 의사가 하기 어려운 작은 부위를 수술용 로봇에게 맡기는 방식으로 사용합니다.

수술용 로봇의 최대 단점은 응급 상황이 발생했을 때 대처가 늦다는 점입니다. 조작하는 사람이 특정 부위를 3밀리미터 자르라고 명령했는데, 어떤 이유에서든 수술 부위 근처에 있는 혈관을 건드려 피가 나기 시작하면 의사는 즉시 수술을 멈추고 로봇을 환자로부터 떼어낸 후 직접 지혈해야 합니다. 하지만 이러한 단점도 점차 개선되고 있으므로 앞으로는 사람이 할 수 없는 수술뿐만 아니라 의학적 처치 전반에 로봇이 더 많은 도움을 줄 것으로 기대하고 있습니다.

감염병 예방을 위한 백신 개발

최초의 백신은 제너의 종두법

인류 역사에서 가장 공포가 되었던 감염병 중에서도 가장 문제가 된 것은 두창(천연두)이었습니다. 두창은 사람이 아닌 동물에게서도 발생합니다. 기원전 6세기에 아테네를 공포에 떨게 한 감염병은 두창으로 의심되고, 2세기에 로마 황제들의 목숨을 앗아간 감염병도 말라리아와 두창으로 의심됩니다. 이처럼 두창은 인류 역사와 함께해 온 감염병입니다.

18세기에 100년 동안 유럽에서 6,000만 명이 두창 때문에 사망한 것으로 추정될 정도로 맹위를 떨쳤습니다. 오랜 기간 인류를 괴롭혀 왔기 때문에 어떻게 하면 이를 해결할 수 있을지 관심을 가진 사람도 많았습니다.

중국, 인도, 아라비아 등 아시아 국가에서는 환자의 물집에서 뽑아 낸 액체를 정상인의 피부에 소량 주입하는 인두법(variolation)을 시도했습니다. 이 방법은 운이 좋으면 두창을 예방할 수 있었지만 운이 나쁘면 그 자체가 두창의 병원체를 정상인에게 넣어 주는 것이므로 정상인도 환자로 만들 수 있기 때문에 제한적으로만 시도되는 방법이었습니다. 18세기가 되어서야 영국 해외 사절이던 튀르키예 대사의 부인 메리 몬터규(Mary Montagu, 1689~1762)가 이 방법을 영국에 소개했습니다. 1722년에는 두 왕자가 이 방법으로 두창을 예방하는 등 성공적인 경우도 있었지만, 접종 과정에서 감염되어 목숨을 잃는 경우도 있었기 때문에 널리 보급되지는 않았습니다.

18세기 말 인기 있는 시골 의사로 살고 있던 제너는 신기한 소식을 들었습니다. 우유 짜는 일을 하는 여성들은 우두(소의 두창)에 걸려도 두창이 발생하지 않는다는 이야기였습니다. 이 이야기를 들은 그는 실험을 통해 우두에 감염된 사람에게는 두창이 발생하지 않는다는 사실을 증명하려 했습니다.

9세에 우두에 걸린 경험이 있던 62세 남성이 실험에 자원했습니다. 평소에도 제너를 믿고 따르던 그는 제너로부터 종두법에 대한 설명을 듣고 피험자가 되기로 한 것입니다. 제너는 두창 환자의 상처 부위에서 액체를 뽑아내어 피험자의 몸에 소량 주사했습니다. 시간이 흐르면서 주사를 맞은 부분에 붉은 발진이 나타나고 발진의 범위가 넓어지면서 약간의 통증이 있었지만, 5일째부터 상태가 호전되더니 완전히 정상으로 돌아갔습니다.

제너는 정상인에게 우두를 일으키면 두창에 걸리지 않을 것이라고 생각

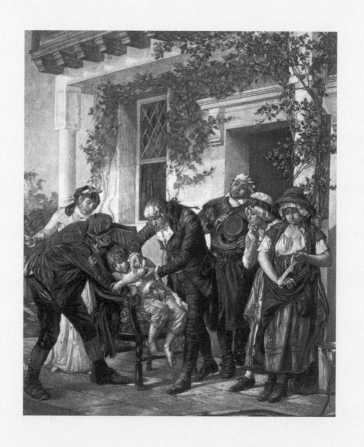

제너는 두창에 대한 면역력을 높이기 위해
소년 핍스에게 우두에 걸린 젊은 여성의 병터에서 뽑아낸
액체를 주입하는 실험을 했습니다.

했습니다. 그 후 1796년에는 제임스 핍스(James Phipps)라는 8세 소년에게 우두에 걸린 젊은 여성의 병터에서 뽑아낸 액체를 주입했습니다. 소년은 접종 부위에 작은 발진과 열이 나기는 했지만 며칠 후 정상을 되찾았습니다. 제너는 이 실험을 반복했고, 기대한 대로 우두를 접종하면 두창에 대한 면역이 생긴다는 사실을 확인할 수 있었습니다. 이로써 바이러스가 원인인 두창을 치료할 수 있는 실마리를 찾았으며, 이것이 인류가 개발한 최초의 백신이었습니다.

두창은 역사적으로 인류에게 큰 문제가 된 감염병이었습니다. 하지만 1960년대부터 세계보건기구(World Health Organization, WHO)가 대대적으로 박멸 운동을 벌인 결과 이제는 40년이 넘도록 두창 환자가 발생하지 않았으며 예방 접종도 하지 않습니다.

백신이라는 이름을 처음 사용한 파스퇴르

제너의 뒤를 이어 백신 개발에 박차를 가한 사람은 파스퇴르입니다. 원래는 화학자였지만 우연한 기회에, "포도주를 담글 때 맛있는 포도주가 만들어지는 경우도 있지만 포도주가 상해서 먹을 수 없게 되니 이 문제를 해결해 주십시오"라는 농부들의 부탁을 받고 포도주를 연구하기 시작한 것이 파스퇴르가 훗날 의학자로 평가받는 계기가 되었습니다.

파스퇴르가 활동한 19세기 중반이 되자 현미경이 발달하면서 식물, 동물, 사람이 모두 세포로 구성되어 있음을 알게 되었습니다. 또 세포 한 개로 구성된 작은 생물체가 수없이 많다는 사실도 알게 되었습니다. 파스퇴르는 포도주가 잘 만들어지는 경우는 미생물인 효모가 발효한 것이고, 상해서 마실 수 없는 경우는 세균에 오염된 것임을 알아냈습니다. 미리 효모를 키워서 포도주를 만드는 통에 넣으면 세균으로 인한 오염을 막을 수 있었습니다. 이미 효모가 자리를 잡고 있으므로 세균이 들어가도 살아남지 못했기 때문에 포도주가 상하는 것을 예방할 수 있었던 것입니다.

포도주 문제를 해결해 농민들에게 인기를 얻은 그는, 생물학 교과서에서 자주 볼 수 있는 백조목 플라스크를 이용한 실험에서 생물이 자연 발생하지 않는다는 사실을 증명했습니다. 또 우유를 보존하기 위해 끓이면 우유에 건더기가 생겨서 마실 때 식감이 좋지 않은 것을 방지할 수 있도록 저온 살균법도 개발했습니다. 우유를 끓이는 대신 섭씨 80도 이하로 여러 번 가열하면 건더기는 생기지 않고 멸균 효과는 있으므로 우유를 맛있게 보존할 수 있습니다.

그는 다음으로 탄저병 예방법을 알아내기 위한 연구를 진행했습니다. 소와 양에게서 흔히 발생하는 탄저병은 사람에게도 감염될 수 있습니다. 파스퇴르는 탄저병 예방법도 개발한 다음 이 방법을 백신이라 부르자고 제안했으며, 그 후 오늘날 예방 접종에 사용하는 약물을 가리키는 이름으로 남아 있습니다.

파스퇴르가 다음으로 관심을 가진 것은 광견병이었습니다. 광견병은 바이러스로 인해 발병하지만 당시의 현미경으로는 바이러스를 볼 수 없었고, 배양법도 개발되지 않아서 연구하기가 어려웠습니다. 파스퇴르는 광견병에 걸린 개의 추출물(혈액, 침 등)을 토끼의 뇌에 주입해 인위적으로 광견병을 발생시키려 했습니다. 이 계획이 성공해 토끼에 주입한 미생물이 척수에서 대량으로 자라나는 현상을 확인했습니다. 그리고 토끼의 척수를 잘라낸 다음 건조시키면 이 미생물을 줄어드는 것을 발견했습니다. 이를 재료로 해서 공기 중에 얼마나 오래 보관하면 미생물이 얼마나 약화되는지를 측정함으로써 예방을 위해 사용할 수 있는 백신을 개발하는 데 성공했습니다.

매스컴에서 어떤 감염병 백신에 대한 예방 접종을 받으라는 소식을 전할 때 흔히 4~6주 전에 맞아야 효과가 있다고 설명합니다. 하지만 실제로는 그 기간보다 더 빨리 효과가 나타날 수도 있으므로 외국 여행을 갈 때 예방 접종을 하는 경우는 2~3주만 남았더라도 백신을 투여하는 것이 좋습니다.

광견병은 목숨을 위협할 만큼 치명적인 감염병이지만 잠복기가 아주 길어서 때로는 1년 이상 지나야 증상이 나타나기도 합니다. 파스퇴르는 광견병 백신을 사용할 때 병이 발생하기 전에 예방 효과가 나타날 수 있기 때문에 이 백신을 이미 광견병 개에 물린 상태에서 치료하는 방법으로도 사용할 수 있을 것이라고 생각했습니다. 그러나 실제로 사람을 대상으로 시험을 할 수 없는 것이 문제였습니다. 그 상태로 백신을 만든 후 몇 년 동안 시간만 흘러가고 있었습니다.

앞에서 살펴본 것처럼 1885년 7월 6일 광견병 개에 물린 아이가 엄마와

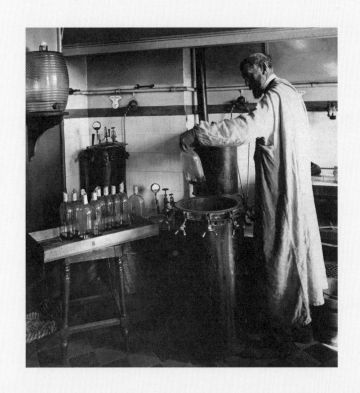

파스퇴르는 화학자였지만 우연한 기회에 농부들의 부탁을 받아
포도주를 연구하기 시작한 덕에 훗날 의학자로 평가받게 되었습니다.

함께 파스퇴르를 찾아 왔습니다. 파스퇴르는 아이의 목숨을 걸고 실험하는 것이 내키지 않았지만 엄마의 간청 때문에 백신을 사용해 보기로 결심했습니다. 파스퇴르는 자신이 개발한 백신을 접종했고, 아이에게는 아무 일도 일어나지 않았습니다.

미생물 연구에 헌신하면서 백신을 발견하는 등 수많은 업적을 남긴 그를 위해 1886년에 프랑스와 다른 나라 정부의 후원으로 문을 연 파스퇴르 연구소는 지금까지도 세계 최고 수준의 연구를 진행하는 유명 연구소로 남아 있습니다.

끊임없이 이어지는 백신 개발

제너가 발견하고 파스퇴르가 발전시킨 백신은 표적이 되는 병원체를 살려서 사용할 것인가 죽여서 사용할 것인가, 일부만을 이용할 것인가, 면역 반응으로 생겨난 항체를 골라서 사용할 것인가 등에 따라 다양한 종류가 개발되었습니다. 1901년에 첫 노벨 생리의학상을 수상한 에밀 폰 베링 (Emil A. von Behning, 1854~1917)은 디프테리아를 예방하기 위해 혈청을 백신으로 이용하는 방법을 개발한 공로를 인정받았습니다. 또 워낙 많은 백신을 개발해서 '20세기에 가장 많은 생명을 구한 학자'라는 별명을 갖고 있는 모리스 힐만(Maurice R. Hilleman, 1919~2005)은 평생 동안 B형 간염, 홍역, 유행성 이하선염, 풍진, 일본 뇌염, 수두, 독감 등 40가지 이상의 감염 질환을 예방할 수 있는 백신을 개발했습니다.

이와 같이 의학자들은 특정 감염병에 대한 예방 백신을 이미 개발했어도 더 효과적이고 사용하기 편리한 백신을 개발하기 위해 지속적으로 노력하고 있습니다.

20세기에는 새로운 개념의 백신이 등장하기 시작했습니다. 암 같은 특정 질환을 예방하려는 백신입니다. 윌리엄 콜리(William B. Coley, 1862~1936)는 급성 세균성 감염이 발생한 암 환자에게서 종양의 크기가 줄어드는 걸 발견했습니다. 살아 있는 세균을 암 환자에게 주입하면 환자가 회복되기도 하고 몇 가지 세균을 혼합해 주입해서 암 환자를 치료하기도 했습니다. 그러나 그 이유는 제대로 설명하지 못했기 때문에 더 이상의 관심을 끌지 못했습니다.

아버지의 연구에 관심을 갖고 있던 그의 딸 헬렌 너츠(Helen C. Nauts, 1907~2001)는 후원자를 모아 1953년 암의 면역 치료법을 연구하기 위한 암 연구소(Cancer Research Institute)를 설립했습니다. 이 연구소는 지금도 면역 반응을 이용해 암을 예방할 수 있는 암 백신 연구에 개척자와 같은 역할을 하고 있습니다.

오늘날에는 인체의 면역 반응을 담당하는 세포의 기능을 극대화해 암에 대한 저항성을 갖게 하는 방법이 주로 연구되고 있습니다. 이를 암 백신이라 하는데, 자궁 경부암 예방을 위해 사용하는 사람 유두종 바이러스 예방 백신과는 그 원리가 다릅니다. 사람 유두종 바이러스 예방 백신은 병원체에 미리 노출시켜 면역력을 높이는 방법이고, 암 백신은 암의 종류와 상관

없이 사람의 면역 기능 자체를 향상시켜 모든 종류의 암에 예방 효과가 있도록 하는 방법입니다.

코로나바이러스 감염증-19가 유행하면서 모더나(Moderna)와 화이자(Pfizer)에서는 지금까지 한 번도 이용된 적 없는 방법으로 mRNA 백신을 개발해 보급했습니다. 또 얀센(Janssen)과 아스트라제네카(AstraZeneca)에서는 DNA 백신을, 노바백스(Novavax)에서는 단백질 백신을 개발했습니다. 한 가지 감염병에 대해 이렇게 다양한 백신이 개발된 이유는, 백신을 개발하는 방법이 여러 가지이며 실제로 사용해 보기 전에는 어떤 백신이 더 효과가 좋고 부작용이 적은지를 판단하기가 어렵기 때문입니다. 따라서 학자들은 자신의 지식과 기술을 이용해 더 효과가 좋은 백신을 개발하기 위해 계속 노력하고 있습니다.

의학 기술이 날이 갈수록 빠르게 발전하면서 과거에는 제조하기 어려운 백신을 만들 수 있게 되었고, 새로운 개념의 백신도 계속 개발되고 있습니다. 그래서 앞으로 어떤 백신이 개발될 것인지는 예측하기 어렵습니다. 그러나 분명한 것은 지금까지보다 빠른 속도로 새로운 백신이 감염병 치료를 위해 등장할 것이라는 점입니다.

질병에 걸렸을 때 지출되는 비용과 시간, 환자와 의료진의 노력과 인류에게 미치는 직간접적 영향을 계산해 보면, 질병은 치료하는 것보다 예방하는 것이 훨씬 더 바람직합니다. 제너가 처음으로 백신을 사용한 지 200년 이상 지난 지금도 전 세계에서 백신 연구가 계속되고 있습니다. 20세기 후반부터 시도된 감염성 질병이 아닌 다른 질병에 대한 백신 연구

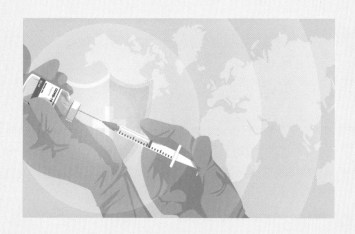

의학 기술이 날이 갈수록 발전함에 따라 새로운 백신도 계속 개발되어
앞으로 어떤 백신이 개발될지를 예측하기는 어렵습니다.
분명한 것은 학자들이 더 효과가 좋은 백신을 개발하기 위해
끊임없이 노력할 것이라는 사실입니다.

도 이제 서서히 결실을 거둘 시점이 다가오고 있습니다. 새로운 개념의 백신을 이용해 암, 치매, 당뇨병 등 각종 질환을 치료할 수 있을 것이라는 기대가 높아지고 있습니다.

법의학을 이용해 범인 찾기

법의학과 법과학은 어떤 학문일까요?

의학의 한 분야로 법의학이 있습니다. 법의학은 '의학을 기초로 해서 법률적으로 중요한 사실 관계를 연구하고 해석하며 감정하는 학문'입니다. 쉽게 이야기하자면 의학적 소견을 이용해 변사체의 사망 원인을 밝히고, 유전자 검사를 통해 범행 현장에서 얻은 검체가 누구의 것이며, 피해자에게 사용된 독이 어떤 것인지 등을 알아내는 학문입니다.

플렉스너가 1910년에 의학교육개편안을 마련할 때는 기초의학과 임상의학으로만 구분했습니다. 그런데 그 후 한 세기 이상 시간이 흐르면서 의학이 크게 발전하다 보니 과거의 분류법으로 구분하기 어려운 학문이 생겨났습니다. 법의학은 기초의학을 응용한 학문으로, 우리나라에서는 주로 병리학을 공부하다가 법의학에 관심을 갖고 더 깊이 있게 공부하는 경우가 많았습니다. 그러나 지금은 법의학이 독립되어 의과대학을 졸업한 후 법의학을 전문적으로 공부하는 경우도 있고, 임상 의사로 활동하면서도 법의학을 더 공부하는 사람들이 있습니다.

원래는 법의학에서 시체를 검사해 사망 원인을 찾아내는 법의병리학이 주된 분야였습니다. 이제는 혈액 등 사람의 몸에서 얻은 시료로 독극물을 찾아내는 법의독물학, 사람의 DNA가 포함된 검체를 이용해 누구의 것인지를 확인하는 법의유전학, 치아의 모양을 보고 누구인지를 확인하는 법치의학, 뼈를 검사해서 누구인지 또는 사망 원인이 무엇인지 알아내는 법인류학, 지문이나 탄도 검사처럼 범죄 수사에서 증거를 확보하는 감식학 등이 있습니다. 최근에는 법의병리학만 법의학으로 분류하고 나머지는 법과학으로 분류하기도 합니다. 물론 의학을 과학의 한 분야로 보는 것처럼 법의학도 넓은 의미의 법과학에 포함될 수 있습니다.

몇 년 전에 방송된 우리나라 드라마인 〈싸인〉이나 미국드라마 〈CSI〉 시리즈에서 법의학과 법과학적 지식을 많이 이용해 수사하는 모습을 보여주었습니다. 이러한 드라마들이 인기를 끌면서 직접 수사를 하는 경찰이나 검찰도 과학적 증거에 대한 관심이 커졌습니다. 그래서 증거 분석을 담당하는 국립과학수사연구원에 의뢰하는 검체 건수가 크게 늘었다고 합니다. 또 이 기관에 취업하려는 젊은이도 늘었다고 하니 어떤 분야든 관련 정보가 잘 알려지면 활용도가 높아질 수 있습니다.

DNA로 신원 확인을 담당하는 법의유전학

1986년부터 1991년까지 경기도 화성에서는 10명의 부녀자가 살해되는 끔찍한 사건이 일어났습니다. 이 사건은 영원히 범인을 찾을 수 없을 것이라고 생각했습니다. 그러다가 2019년 7월에 당시 피해를 입은 여성 중 한 명에게서 얻은 검체로 분석한 DNA가 다른 이유로 교도소에 수감되어 있던 한 수감자와 같다는 사실이 알려졌습니다. 이로 인해 그 수감자가 범행 사실을 시인함으로써 20여 년 만에 범인이 잡혔습니다.

이렇게 오랜 세월이 흘렀어도 범인을 잡을 수 있었던 것은 DNA 분석 방법이 발전했기 때문입니다. 2장에서 다룬 PCR을 이용하면서 적당한 시료만 있다면 과거에는 불가능했던 검사가 가능해졌습니다. DNA는 사람의 세포 안에 있는 핵에 들어 있습니다. 피부에 작은 상처가 생기면 딱지가 앉았다가 서서히 떨어져 나가는 경험을 해 보았을 것입니다. 이는 피부 세포가 몸 안쪽에서 자라나서 밖으로 떨어져 나가는 것입니다. 상처가 나도 아무는 것은 안에서 세포가 자라나기 때문이며, 매일 샤워를 하고 방을 깨끗이 청소해도 먼지나 쓰레기가 쌓이는 것은 몸에서 떨어져 나온 세포 때문입니다. 이렇게 떨어진 세포가 마르면서 딱딱해지고, 나이가 들면 세포가 피부 표면에 남아서 흰색으로 죽어가는 모습을 볼 수 있는데, 이것이 바로 각질입니다. 시간이 지나 각질이 피부에서 떨어지기 전까지는 나이가 들었음을 상징하는 것처럼 보입니다.

젊은이라 하더라도 피부 세포는 계속 떨어지고 있으므로 컵을 손으로

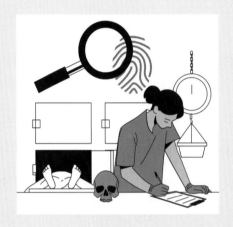

DNA를 분석하면 30년 전에 얻은 검체라도
누구의 것인지 알아낼 수 있습니다.

잡았다가 떼면 컵 표면에 만진 사람의 세포가 남아 있습니다. 피부는 몸 밖에만 있는 피부뿐만 아니라 뺨 안쪽에 있는 입속의 피부에서도 세포는 항상 떨어져 나갑니다. DNA 검사를 위해 입을 벌리게 하고 면봉으로 입 안을 긁는 것은 입속의 세포가 떨어질 때 서로 뭉쳐서 덩어리를 이루는 경우가 많기 때문입니다. 세포가 덩어리를 이루면 DNA 함량이 많아지므로 한결 쉽게 DNA 분석을 할 수 있습니다.

입에서 세포가 떨어지다 보니 침에도 세포가 들어 있으므로 침 속의 DNA를 분석하는 것도 가능합니다. 또 피 한 방울만 있으면 그 안에 DNA 를 가진 백혈구가 있으므로 역시 누구의 피인지를 알 수 있습니다. 세포만 들어 있다면 그 세포 안에 들어 있는 DNA를 분석해서 누군지를 알 수 있다는 사실이 놀랍지 않나요?

PCR은 1985년에 처음 알려졌고 1988년이 지나서야 많은 사람들이 활용할 수 있게 되었습니다. 그래서 화성 연쇄 살인 사건(이춘재 연쇄 살인 사건)이 한창 벌어지고 있을 때는 이제 막 PCR 검사를 과학 수사에 도입하려고 준비하는 중이었습니다. 국립 과학 수사 연구원이 설립되고 유전자 분석실이 1991년에 설치되었습니다. 그때만 해도 초기였기 때문에 지금처럼 왕성한 활동을 시작하기까지는 시간이 걸렸습니다. 현재 우리나라는 세계적 수준의 유전자 분석 기술을 바탕으로, 약 30년 전에 얻은 검체라도 남아 있기만 하면 누구의 것인지를 알아낼 수 있는 능력을 갖추고 있습니다.

어떤 약물을 사용했는지 알아내는 법의독물학

법의독물학이 가장 흔히 사용되는 분야는 음주 운전이 의심되는 사람을 대상으로 술을 얼마나 마셨는지를 알아내기 위해 검사할 때입니다. 음주 운전을 하는 사람은 자신이 충분히 운전을 할 수 있는 상태라고 생각할 수도 있습니다. 하지만 여러 가지 방법으로 시험해 본 결과에 따르면 술을 마신 후에는 지각과 판단이 느려져서 사고를 낼 확률이 아주 높아집니다. 과거에는 술 한 잔 정도는 음주 운전 단속에 걸리지 않았습니다. 하지만 한 잔을 허용하면 그 이상으로 마시고 음주 운전을 시도할 수도 있습니다. 소량의 음주를 법적으로 허용한다 해도, 술을 조금이라도 마신 사람은 운전을 하지 말아야 합니다.

음주 단속을 하는 경찰들은 음주 측정기를 입으로 불게 하고는 냄새를 맡아서 판단합니다. 때로는 술을 별로 안 마셨다며 피 검사를 하자는 사람들도 있습니다. 그러나 피에 들어 있는 알코올 농도를 측정하면 대부분 자기가 생각한 것보다 높게 나옵니다. 술을 마시면 술에 포함된 알코올의 효과로 인해 기분이 좋아지고 말이 많아지거나 없어지기도 합니다. 아주 많이 마시면 목숨을 잃을 수도 있고, 그 전에 판단력이 흐려지고 몸을 제대로 가누기 어려워집니다.

그래도 하룻밤 자고 나면 다시 정상으로 돌아오는 이유는 밤새도록 간에서 알코올을 대사시켜 해독하기 때문입니다. 해독 능력은 알코올 분해 효소의 양과 기능에 따라 달라지므로 사람마다 다를 수 있습니다. 피 속에

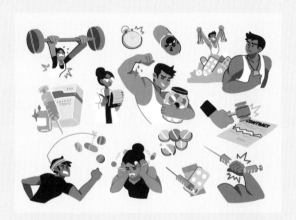

법의독물학은 음주 단속은 물론 스포츠 선수들을
대상으로 도핑 검사를 할 때에도 사용됩니다.

들어 있는 알코올 농도가 0.05퍼센트(혈액 100밀리리터에 알코올이 0.05그램 포함)를 넘어서면서부터 교통사고 발생률이 크게 높아지기 시작합니다. 이 농도는 술을 주로 마시는 잔에 따랐을 때 두세 잔을 마신 정도이며 기분이 좋아질 때의 농도입니다.

또 사망 후 시체가 부패하면 알코올이 생성될 수 있습니다. 그래서 시체에서 알코올이 검출되었다고 해서 모두 술을 마신 것은 아니라는 점도 법의독물학 연구를 통해 알려진 사실입니다.

다음으로 법의독물학이 널리 쓰이는 분야는 스포츠에서 선수들을 대상으로 도핑 검사를 할 때입니다. 지금은 약물을 사용해 경기력을 향상시키는 일이 엄격히 금지되어 있으며, 금지 약물을 복용하는 것은 스포츠 정신을 훼손하는 일입니다. 자주 사용하면 몸에 아주 해로운 성분이 들어 있기 때문에 금지된 약물도 있고, 경기력을 향상시켜 공정한 경쟁이 이루어지지 않도록 하는 약물이라 금지하는 경우도 있습니다.

1981년에 독일 바덴바덴에서 열린 국제올림픽위원회(International Olympic Committee, IOC)에서 1988년 올림픽 개최지로 서울이 결정될 때만 해도 우리나라의 도핑 검사 수준은 국제적으로 인정받지 못했습니다. 그러나 올림픽을 유치해 놓고 외국에서 검사하는 것은 나라의 체면이 서지 않는 일이었습니다. 그래서 자격을 갖춘 도핑 관리자들이 IOC가 주관하는 시험을 치르게 했고 그들이 무사히 통과해 우리나라에서 직접 도핑 검사를 할 수 있게 되었습니다. 세기의 대결이 벌어진 남자 100미터 달리기에서 캐나다의 벤 존슨(Ben Johnson, 1961~)이 2연패를 노리던 미국의 칼 루이스(Carl Lewis, 1961~)보다 먼저 1등으로 결승선을 통과했습니다. 하지만 24시간이 지나기 전에 금지 약물을 복용했음을 알아내면서 도핑 검사 실력을 세계에 보여 주었습니다.

운동 능력을 최대치로
끌어올리는 스포츠의학

스포츠의학과 운동의학은 같은 것일까요?

영어로 '스포츠(sports)'는 평소에 엄청나게 훈련하는 선수들이 하는 전문적인 운동을 뜻합니다. 일반인이 건강을 유지하기 위해 하는 운동은 '엑서사이즈(exercise)'입니다. 그래서 한국말로 스포츠의학은 운동 선수의 경기력을 향상시키기 위한 학문이고, 운동의학은 일반인이 건강을 유지하기 위해 하는 운동을 연구하는 학문입니다.

그런데 이렇게 번역하는 것이 항상 옳은 것은 아닙니다. 미국에서 스포츠의학과 운동의학을 함께 연구하는 학자도 많고, 두 가지 학문에 관심이 있는 학자들이 모여 있는 학회가 미국 스포츠의학회(American College of Sports Medicine)이므로, 스포츠의학에서 스포츠의학과 운동의학을 모두 다룬다고 볼 수 있습니다. 즉 스포츠의학과 운동의학을 구별할 수는 있지만, 명확한 기준이 있는 것은 아니므로 상황에 따라 그 의미를 파악해야 합니다.

팀 닥터는 어떤 역할을 할까요?

박지성 선수가 맨체스터 유나이티드 축구 팀에서 활약하며 팀을 우승으로 이끌던 시절에는 밤잠을 설치며 그 경기를 보는 사람들이 많았습니다. 박지성 선수가 은퇴한 지금은 축구 팬들의 시선이 손흥민 선수가 속한 토트넘 홋스퍼 축구 팀으로 향해 있는 듯합니다.

요즘 프로 스포츠 경기를 즐기는 사람들이 많아서인지 의과대학에 입학하면 장차 어떤 의사가 되고 싶느냐는 질문에 '팀 닥터'라고 답하는 학생들이 많아졌습니다. 과거에는 그 뒤에 덧붙이기를 '맨체스트 유나이티드 팀 닥터'라거나 '레알 마드리드 팀 닥터'라고 답하는 학생을 본 적도 있습니다.

팀 닥터는 계약한 팀의 선수들이 경기력을 잘 유지할 수 있도록 최선을 다해야 하지만 일반적으로 직업 자체가 팀 닥터인 경우는 거의 없습니다. 다른 병원에 속한 의사가 팀과 계약하고 별도의 시간을 내서 본업 이외의 시간에 팀 닥터 일을 하는 것입니다. 올림픽이나 아시안 게임처럼 국가 대표팀이 대규모로 대회에 나가는 경우에는 이 전체를 총괄하는 팀 닥터를 선임하기도 합니다. 또 부상당하는 선수가 많은 축구 팀 같은 경우에는 전

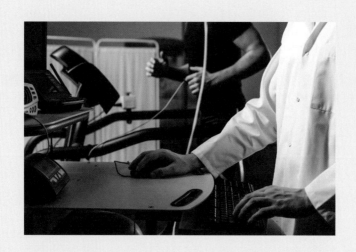

팀 닥터는 선수가 부상을 입으면 치료하고 재활 훈련을 통해
빠른 시일 내에 경기에 복귀할 수 있도록 조치를 취합니다.
건강, 약물, 영양 등 선수 건강에 관해 총체적으로 책임을 집니다.

체 선수단의 팀 닥터 외에도 축구 팀만을 위한 팀 닥터를 별도로 선임하기도 합니다.

의과대학을 졸업하고 의사 국가시험에 합격하면 더 많은 지식을 쌓기 위해 인턴과 전공의 과정을 거치게 됩니다. 이때 내과, 외과, 산부인과, 소아청소년과, 정신건강의학과, 응급의학과 등 자신의 전공 과목을 결정합니다. 우리나라 정부에서 전문의 시험 과목으로 인정하는 것은 모두 26개입니다. 스포츠의학은 그 26개 전문과에 해당하지 않으며 스포츠의학 전문의는 스포츠의학회에서 인정하는 민간 전문의입니다. 그러므로 스포츠의학 전문의가 되기 위해서는 스포츠의학회에서 정한 필수 내용을 이수하면 되고, 전공의 과정을 별도로 거치지 않습니다.

프로 팀이든 중고등학교 팀이든 팀 닥터가 되어 그 팀의 선수들을 돌보려면 실력이 있어야 합니다. 팀 닥터는 선수가 부상을 입으면 치료하고, 재활 훈련을 통해 빠른 시일 내에 경기에 복귀할 수 있도록 조치를 취해야 합니다. 그런데 선수들에게 발생하는 의학적인 문제는 아주 다양하기 때문에 아무리 실력이 뛰어난 팀 닥터라도 모든 문제를 직접 해결할 수는 없습니다. 따라서 팀 닥터는 선수들에게 의학적 문제가 발생했을 때 어떤 의사가 그 문제를 잘 치료할 수 있는지를 알아보고 그 의사에게 선수를 데려가야 합니다.

유명한 선수들이 새로운 팀과 계약을 할 때 "계약 내용은 합의했고 메디컬 체크만 남았다"라는 기사를 볼 수 있습니다. 이때 메디컬 체크는 선수에게 부상이 있는지를 확인하는 과정입니다. 이 과정도 팀 닥터가 담당합니다.

경기 중에 선수가 부상을 당했을 때 운동장 안으로 뛰어들어가는 사람을 볼 수 있습니다. 이들을 보통 팀 닥터라고 생각하는데 사실은 그렇지 않습니다. 그렇다면 누구일까요? 들것을 들고 뛰어 들어가는 사람은 트레이너이고, 가장 먼저 빈손으로 뛰어가는 이는 보통 수석 트레이너입니다. 경기가 끝나면 선수들은 온몸에 힘이 들어간 상태이기 때문에 근육이 수축되어 있습니다. 트레이너들은 경기가 끝나자마자 라커 룸으로 돌아온 선수들의 뭉친 근육을 풀어주는 등 평소에 선수들이 몸을 잘 관리할 수 있도록 도와줍니다. 그러므로 트레이너는 항상 선수단과 함께 생활하며, 수석 트레이너는 트레이너가 해결할 수 없는 문제가 발생했을 때 팀 닥터와 연락해서 문제를 빨리 해결해야 합니다.

스포츠의학으로 경기력을 끌어올리는 방법

폐활량이 큰 사람이 지구력이 강하다는 이야기를 들어봤나요? 폐활량이 크다는 것은 한 번 숨을 쉴 때 몸으로 들어오는 산소의 양이 많다는 뜻입니다. 그러면 피 속 적혈구에서 산소와 결합하는 혈색소가 산소와 결합할 확률이 높아집니다. 폐활량이 적은 사람보다 산소를 쉽게 운반할 수 있으니 몸의 피로가 줄어들고, 운동을 해도 오래 버틸 수 있으므로 결과적으로 지구력이 강해지는 것입니다.

중학교에서 학생들에게 달리기를 시켜 보면 특히 잘 뛰는 학생이 있을 것입니다. 이 학생들의 폐활량을 조사해서 폐활량이 큰 학생에게 운동을 시키면 그렇지 않은 학생들보다 발전할 가능성이 높습니다. 스포츠의학자들은 이러한 연구를 합니다. 근육의 힘인 근력을 키우려면 어떻게 해야 하며, 지구력과 순발력은 어떻게 키울 것인지를 연구해 선수들에게 적용하면 경기력을 향상시킬 수 있습니다.

올림픽이나 세계 선수권 대회에 출전하는 육상 선수들의 기록은 계속해서 향상되고 있습니다. 여기에는 여러 이유가 있겠지만, 스포츠의학이 발전하면서 선수들의 경기력을 향상시키는 훈련 프로그램을 잘 적용하게 된 것도 한 가지 이유가 됩니다.

1998년 투르 드 프랑스(le Tour de France)에서 금지 약물인 적혈구 생성소〔에리트로포이에틴(erythropoietin)〕을 복용한 선수들이 여러 명 적발되어 문제가 되었습니다. 적혈구 생성소는 몸 속에서 적혈구 생산을 증가시키므로 산소 운반 능력이 더 좋아질 수 있습니다. 그러면 지구력이 강해져 오랫동안 먼 거리를 달리는 사이클 선수에게 유리하므로 이미 금지 약물로 지정된 상태였습니다. 당시 여러 선수들이 동시에 같은 약물을 복용하다 적발되면서 스포츠계에 충격을 주었고, 이로 인해 이듬해에 세계 반도핑 기구가 창설됩니다. 그 이전에는 대회를 주관하는 기관이 지정한 기관에서 도핑 검사를 했지만, 그 후 국제 대회가 열리면 세계 반도핑 기구에서 도핑 검사를 담당하게 되었습니다.

그렇다면 약물 없이도 지구력을 키울 방법은 없을까요? 지구력을 향상

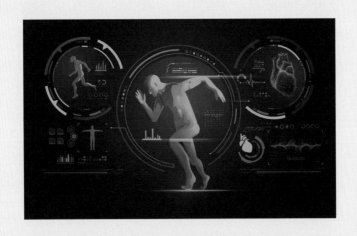

운동 선수들의 근력, 지구력, 순발력 등
경기력을 향상시키는 것이 스포츠의학의 역할입니다.

시키기 위해 스포츠의학에서는 압력과 산소 농도가 낮은 공간을 만들어서 그 안에서 선수들을 적응시키는 방법을 주로 사용합니다. 그러면 고산 지대와 같은 효과를 나타냅니다. 에티오피아나 케냐의 고산 지대에 살고 있는 사람들이 마라톤을 잘하는 것은 산소와 압력이 낮은 지역에 적응하기 위해 피 속에 적혈구를 많이 함유하고 있기 때문입니다. 이를 적용해 다른 선수들도 경기력 향상을 위해 비슷한 조건을 만들어서 적응하는 과정을 거치게 하는 것입니다.

이렇게 해서 경기력을 향상시키는 것이 스포츠의학의 역할이기는 하지만 모든 선수들이 같은 조건을 갖추고 있지는 않습니다. 그래서 누구는 경기력을 향상시키는 장비를 사용하고 누구는 사용하지 않는 상황이 과연 공정한 것인지에 대해서는 의문이 남습니다. 스포츠의학도 선진국에서 더 발전했으며 비싼 장비도 선진국에 더 많은 것이 현실이므로, 어느 나라에 태어나는지도 운동 선수로서 발전하는 데 중요한 요소가 되는 시대입니다.

발전 가능성이 높은 스포츠의학과 운동의학

지금은 직종에 따라 다르기는 하지만 과거처럼 육체적인 노동을 많이 하지는 않습니다. 그러다 보니 운동량이 부족해서 건강을 해치는 경우가 늘고 있습니다. 어렸을 때는 몸이 유연하지만, 운동을 하지 않고 나이가 들면 몸이 뻣뻣해져서 작은 충격에도 부상을 입기 쉽습니다. 그러므로 평소에 적절한 운동을 하는 것이 중요합니다. 그렇다면 적절한 운동은 어떻게 해야 할까요?

과거에는 "자신의 최대 능력의 70퍼센트를 발휘하라"라고 했습니다. 최고로 힘을 많이 써서 운동할 때 1분 동안 심장 박동 수를 측정한 다음, 그 박동 수의 70퍼센트 정도로 심장 박동 수를 유지하면서 숨이 찰 때까지 운동하라는 뜻입니다. 문제는 최대 심장 박동 수를 알기가 어렵다는 점입니다. 게다가 심근경색 같은 이상이 있는 사람이라면 최대 심장 박동 수를 알기 위해 운동하다가 생명이 위험해질 수도 있습니다. 그래서 요즘에는 180에서 나이를 뺀 박동 수만큼 심장 박동이 유지되도록 운동하라고 이야기합니다.

달리기만 해 봐도 알 수 있듯이 개인의 운동 능력은 천차만별이기 때문에 각자에게 가장 적절한 운동을 하는 것이 중요합니다. 개인의 능력보다 평균에 맞추어 운동을 하는 건 적합지 않습니다. 그런데 개인별로 가장 적합한 운동이 어떤 것인지에 대해서는 아직 연구 결과가 충분하지 않습니다. 또 같은 사람이라도 컨디션이 좋을 때와 나쁠 때, 특별한 증상이 있거나 병에 걸렸을 때에 따라 운동 방법이 달라져야 합니다. 그러므로 개인별 맞춤 운동에 대한 연구 결과를 충분히 쌓으려면 운동의학 관련 연구가 많이 이루어져야 합니다.

스포츠의학도 마찬가지입니다. 지난 몇십 년 동안 프로 스포츠 선수가 은퇴하는 나이는 점점 늦어지고 있습니다. 그만큼 몸을 관리하는 방법이 발전했기 때문입니다. 과거에는 야구 경기에서 투수가 점수를 내 주지 않으면 경기가 끝날 때까지 던졌습니다. 하지만 지금은 예정한 만큼 공을 던지고 나면 다음 투수에게 공을 넘기고 마운드를 내려옵니다. 그렇게 해야 선수로서 수명을 길게 함으로써 본인과 팀에게 모두 도움이 되기 때문입니다.

스포츠의학도 개인별 맞춤 처방이 가능해질 때까지 연구를 계속해야 가장 좋은 관리 방법을 알 수 있게 될 것입니다. 경제 수준이 높아질수록 개인의 관심사가 변해가는 것은 스포츠의학과 운동의학에도 적용됩니다. 학자들뿐만 아니라 각자 자신의 건강을 위해 꾸준히 운동하면서 자신의 몸에 가장 맞는 운동 방법을 찾기 위해 노력한다면 많은 이들이 건강하게 오래 살 수 있는 사회가 조성될 것입니다.

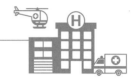

마음의 병도 의학으로 치료할 수 있을까요?

시험 성적표를 받았는데 성적이 예상보다 나쁘다고 가정해 봅시다. 열심히 공부했음에도 좋지 않은 결과를 받아서 기분이 가라앉으면서 우울해질 수 있습니다. 맛있는 음식을 봐도 식욕이 생기지 않고 매사에 의욕이 사라지면서 그냥 혼자 방 안에 있고 싶어집니다.

이런 일이 일어나면 학생의 입장에서는 일상에 지장을 받는 것이므로 치료가 필요한 병적 상태라고 할 수도 있습니다. 근본적인 원인은 공부한 만큼 시험을 잘 보지는 못한 것인데, 이를 바로잡기 위해 시험을 다시 보거나 점수를 올려 달라고 할 수는 없습니다. 근본적으로 마음의 병을 치료하기 어려운 상황에 처한 것입니다.

마음의 병이 감정으로만 드러나면 때로는 병인지 아닌지를 결정하는 것이 쉽지 않습니다. 병은 치료가 필요한 상태지만 병이 아니라면 치료 대신 다른 방법으로도 더 쉽게 정상으로 되돌아올 수 있습니다. 예를 들어 취미 생활을 하거나 흥미를 가질 만한 새로운 일을 찾아 보면서 가라앉은 기분을 끌어올려 일상으로 돌아올 수도 있을 것입니다. 그러니 질병 여부는 먼

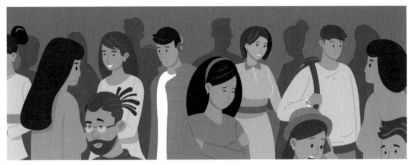

저 개인이 스스로 판단해야 합니다. 다음으로 진찰을 한 의사가 객관적인 검사 소견을 토대로 환자의 건강 상태를 종합적으로 판단해 결정할 수 있습니다.

예를 하나 더 들어 보겠습니다. 기원전 4세기에 그리스 철학자 아리스토텔레스(Aristoteles, 기원전 384~기원전 322)는 '인간은 사회적 동물'이라고 했습니다. 한 사람 한 사람이 모여서 이루어지는 사회에서 각자가 제 할 일을 제대로 하지 못하면 사회는 발전하기 어렵습니다. 마찬가지로 개인이 사회로부터 동떨어져 있다면 사회 구성원으로서 누릴 수 있는 많은 것들을 포기해야 합니다. 그러므로 사람이 사회를 이루고, 사회의 구성원인 다른 사람들과 계속해서 관계를 맺고 함께 어울리면서 자신의 존재 가치를 입증한다면 더 많은 것을 얻을 수 있습니다. 그렇다면 남들과 잘 어울리지 못하는 것은 치료가 필요한 병일까요? 아니면 그냥 그 사람의 성격일까요?

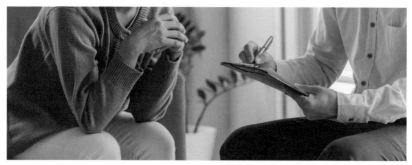
• 마음의 병을 가볍게 생각하고 방치해서는 안 되며,
신체의 병만큼이나 적극적으로 치료해야 합니다. •

앞에서 제시한 두 가지 예, 즉 시험을 잘 보지 못했을 때의 기분과 사회성이 부족한 경우 모두 자신이 치료의 필요성을 느낀다면 병입니다. 하지만 그렇게 사는 것에 별다른 불편을 느끼지 않는다면 병이 아니라 할 수 있습니다. 스스로 또는 부모님이나 선생님의 권유를 받고 의사와 상담한다면 의사는, 자신이 인생에서 무엇을 원하는지, 그것을 이루기 위해 살아가는 방식에 문제가 있는지, 일상생활에 불편한 점이 있는지, 더 즐겁고 행복하게 살기 위해 바꿔야 할 점은 있는지 등을 알아봅니다. 이 과정에서 문제점을 파악하고 이를 가장 잘 해결할 수 있는 방법을 제시해 줍니다.

약물 치료

마음의 병이 있을 때 흔히 사용하는 방법은 약을 사용하거나 심리 상담과 심리 치료를 받는 것입니다. 이때 사용하는 약에는 여러 가지가 있습니다. 증상을 완화시키는 약도 있고 기분을 안정시키는 약도 있습니다. 또 우리 몸에서 정서와 사고 과정에서 큰 역할을 하는 신경전달물질의 양과 기능을 조절할 수 있는 약을 투여하기도 하고, 이러한 신경전달물질을 직접 약으로 사용하기도 합니다.

과거에는 마음의 병을 정신적으로 문제가 있는 병이나 증상이라고 생각했습니다. 하지만 최근에는 마땅히 뇌신경계에서 분비되어야 할 신경전달물질이 적게 또는 많게 분비되어 발생하는 경우가 많다는 사실이 밝혀졌습니다. 도파민(dopamine), 세로토닌(serotonin), 아세틸콜린(acetylcholine), 에피네프린(epinephrine), 노르에피네프린(norepinephrine), 가바(GABA) 등 여러 가지 신경전달물질이 적게 분비되어 마음의 병을 일으킨다면 약으로 투여할 수 있습니다. 반대로 많이 분비되는 경우에는 그 물질의 기능을 막을 수 있는 약을 투여하면 됩니다.

약은 우리 몸의 생리 기능에 영향을 끼치는 물질이므로 적절한 양을 사용하는 것이 아주 중요합니다. 적절하게 사용하면 몸에 좋은 영향을 주지만, 양이 너무 적으면 효과가 없고 양이 너무 많으면 독작용을 일으킬 수 있으므로 위험합니다. 최근에는 마음의 병을 고칠 수 있는 약이 많이 개발되어 있으므로 기분을 바꾸는 일 정도는 약을 복용하는 것만으로도 어렵지 않게 해결할 수 있습니다.

심리 치료
마음에 생긴 문제를 해결해 줄 수 있는 방법의 하나인 심리 치료는 심리적 고통을 해결하기 위한 방법입니다. '병'과 마찬가지로 '고통'도 본인의 생각이 가장 중요하므로 심리적 고통을 해결하고 싶다면, 정신건강의학과 의사와 상담해서 적절한 심리 치료 처방을 받은 후 심리 치료사를 만나 치료를 받으면 됩니다. 심리 치료사는 정부 기관, 관련 학회, 전문가 단체 등에서 소정의 교육과 훈련을 받고 자격증을 딴 사람들입니다. 심리 치료 분야에서 전문가이므로 마음의 병을 고치는 데 도움을 줄 수 있습니다.

이와 비슷하게 언어 치료, 행동 치료도 있습니다. 이를 담당하는 사람을 언어 치료사, 행동 치료사라고 합니다. 마음에 문제가 생겼거나 원래 성격이 말을 조리 있게 못한다면 언어 치료를 받아서 언어 사용 능력을 향상시킬 수 있습니다. 자신의 인지 여부와 상관없이 행동이 사회생활을 하는 데 부족한 점이 있다면 행동을 교정하는 치료를 받을 수도 있습니다.

마음의 병이 신체의 병으로

마음의 병이 신체의 이상으로 나타나는 경우도 있습니다. 정신적으로 불안감을 느끼거나 무언가를 결정하기 어려운 경우, 긴장 상태가 계속되는 경우 등입니다. 이와 같은 정신적 문제가 원인이 되어 피부나 호흡기 계통, 심장이나 혈관 계통, 소화기 계통, 비뇨 생식기 계통, 근육이나 골격 계통에 신체 장애가 일어나기도 합니다.

스트레스를 많이 받으면 머리카락이 많이 빠지기도 하고, 위액 분비가 많아져서 위산 과다로 인해 위벽이 손상되며 위궤양이 생기기도 합니다. 이런 경우는 신체에 나타난 병의 원인이 마음의 병이므로, 머리카락이 빠지는 것을 막는 약이나 위 궤양 치료제를 사용해 증상이 좋아지더라도 원인을 해결하지 않으면 병은 재발합니다. 따라서 근본 원인인 마음의 병을 치료하기 위해 노력해야 합니다. 다행히 최근의 의학은 질병을 다양한 관점에서 연구해 근본적 해결책을 모색하는 과정에서 좋은 성과를 거두고 있습니다.

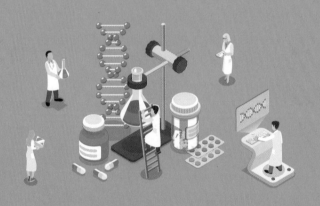

미래의 의학은
어떻게 달라질까요?

의학은 하루가 다르게 발전하고 있지만 기술도 함께 발전하면서 그 속도가 한층 더 빨라지고 있습니다. 굳이 다른 사람의 장기를 이식하지 않아도 자신에게 꼭 맞는 인공 장기를 만들어 이식할 수 있고, 줄기세포를 이용한 재생 의학 연구도 활발히 진행 중입니다. 또한 유 헬스 케어 기술이 개발되면서 세상 모든 사람들이 언제 어디서나 자신의 건강을 관리할 수 있는 시대도 우리 눈앞에 와 있습니다. 아직은 현재 진행 중이지만 머지않은 미래에 현실이 될 의학 기술을 만나 봅시다.

장기 복제를 가능케 할
3차원 인쇄술

인쇄술의 신기원을 이룬 3차원 인쇄술

'인쇄'라 하면 흔히 종이에 글씨나 그림을 박아 내는 것을 가리킵니다. 종이는 2차원이므로 인쇄를 하는 과정을 쉽게 상상할 수 있습니다. 하지만 3차원은 입체를 의미하므로 3차원 인쇄가 어떤 것인지는 얼른 머리에 떠오르지 않을 수도 있습니다. 3차원 인쇄란 3차원인 입체물에 인쇄를 하는 것이 아니라 인쇄 과정이 3차원으로 진행된다는 뜻입니다.

3차원으로 인쇄할 수 있다면 구조물을 쉽게 입체적으로 인쇄할 수 있으므로 지금까지 생각하지 못했던 큰 변화를 일으킬 수 있습니다. 3차원으로 인쇄한 총으로 범죄를 저지르는 과정과 그 범인을 잡는 것을 소재로 한 텔레비전 드라마가 제작되기도 했습니다. 집처럼 아주 큰 구조물을 3차원으로 인쇄하는 영상도 쉽게 접할 수 있습니다. 이와 반대로 나노 단위의 작은 물체도 인쇄할 수 있으니 참 흥미롭습니다.

3차원 인쇄라는 아이디어가 실현되기 시작한 것은 20년도 채 되지 않았습니다. 지금은 3차원 인쇄를 할 수 있는 프린터를 100만 원 안팎에 살 수 있으며 그 가격은 점점 낮아지고 있습니다. 또 이 인쇄술을 이용해 제작할 수 있는 물건도 점점 다양해지고 있습니다.

의학에서 가장 기대하는 것은 장기를 인쇄해서 활용하는 것입니다. 이는 이미 현재 진행 중인 일입니다. 그리고 미래에는 더 다양한 용도로 3차원 인쇄술을 활용하면서 의학에도 더 큰 도움을 줄 수 있을 것입니다. 최근에 3차원 인쇄술이 무엇인지를 배우고 실습할 수 있는 프로그램이 곳곳에서 진행되고 있으니 관심을 갖고 경험해 보는 것도 좋을 것입니다.

장기 이식의 부작용과 어려움

사람의 몸에서 특수한 기능을 하는 장기가 제 기능을 못하면 목숨도 위태로워집니다. 심장은 한시도 쉬지 않고 뛰어야 합니다. 췌장(이자)은 수많은 소화 효소를 생산하기 때문에 문제가 생기면 자신이 생산한 소화 효소에 녹아버릴 수도 있습니다. 이런 장기들은 특히 질병에 취약합니다.

다행히 콩팥은 두 개가 있고 하나만 제 기능을 해도 생명을 유지하는 데 별 문제가 없으므로 이식 수술이 가장 먼저 발전한 장기입니다. 1953년에 조지프 머리(Joseph E. Murray, 1919~2012)는 유전적 요소가 동일한 일란성 쌍둥이를 대상으로 정상인 아이에게서 얻은 콩팥 하나를 다른 아이에게 이식하는 수술에 성공했습니다. 이렇게 해서 사람의 장기를 다른 사람에게 이식할 수 있음을 보여 주었습니다. 그는 이 공로를 인정받아 1990년 노벨 생리의학상을 수상했습니다.

장기 이식을 하면 인체 면역 반응 때문에 남의 것을 받아들이기 싫어하는 거부 반응이 일어나기 쉽습니다. 자신의 장기를 못 쓰게 되어 새로운 장기를 이식받았지만, '이건 내 것이 아니니 받아들일 수 없어'라는 식으로 일어나는 거부 반응은 사망에 이를 만큼 심각하게 일어나는 경우도 있습니다. 그러므로 장기 이식 수술이 보편화하는 과정에서 가장 시급히 해결해야 할 문제가 바로 거부 반응입니다.

콩팥 이식이 성공한 후에도 다른 장기 이식이 곧이어 발전하지는 않았습니다. 그러다가 거부 반응을 해소할 수 있는 면역 억제제가 개발된 후부터 인체 장기의 이식 수술이 급격히 발전하기 시작했습니다. 그렇게 해서 피부 이식, 골수 이식, 간 이식처럼 인체 장기의 일부를 다른 사람에게 제공함으로써 공여자와 수혜자가 함께 생명을 유지할 수 있는 방법도 개발되었습니다.

하지만 아직까지는 이식 순서를 기다리다 목숨을 잃는 환자가 많은 것이 현실입니다. 뇌사자 중에서 장기를 기증하는 사람이, 장기 이식을 받아야 하는 사람보다 훨씬 적기 때문입니다. 간이나 골수 등은 부분 이식을 할 수 있습니다. 하지만 심장처럼 장기를 통째로 이식해야 하는 경우는 공여자를 찾기가 아주 어렵습니다.

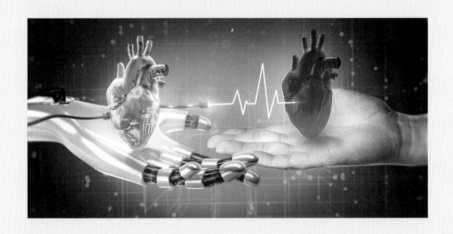

이식용 장기를 인공적으로 만들어 낼 수 있다면
수많은 사람의 생명을 구할 수 있게 될 것입니다.

3차원 인쇄술을 활용한 이식용 장기 생산

한때 인공 심장을 이용해 심장 이식을 시도하기도 했지만 결과는 별로 좋지 않았습니다. 그래서 현재 의학계에서는 3차원 인쇄를 활용한 이식용 장기 생산에 큰 기대를 걸고 있습니다. 이식용 장기를 인공적으로 만들어 낼 수 있다면 장기 이식이 병원에서 보편적으로 이루어지면서 수많은 사람의 생명을 구할 수 있게 될 것입니다.

2011년 테드(TED) 콘퍼런스에서 웨이크포레스트 대학교 연구원인 앤서니 아탈라(Anthony Atala, 1958~)가 7시간이면 콩팥을 인쇄할 수 있다고 발표했습니다. 그 후로 지금까지 3차원 인쇄술이 많이 발전했지만 아무리 컴퓨터가 사람의 장기 모양을 잘 인식한다고 해도 이를 정확히 복제해 인쇄하는 일이 아직 가능하지 않은 것이 문제입니다. 복제에 성공하려면 사람의 몸속에 들어 있는 것과 똑같은 재료로 똑같은 기능을 할 수 있어야합니다. 하지만 아직 3차원 인쇄 기술은 모양만 똑같을 뿐 기능까지 정확하게 복제하는 수준에는 미치지 못하고 있습니다. 3차원 인쇄술로 만들어 낸 인공 장기가 인체의 장기와 똑같은 기능을 하기도 어렵고, 장기 이식을 받은 사람의 몸에서 거부 반응이 일어나는 것도 방지하기 어려운 것이 문제입니다.

인체 장기 중에는 뼈처럼 구조와 기능이 단순한 것도 있습니다. 지금도 뼈나 물렁뼈(연골) 등은 3차원 인쇄로 얻은 것을 의료 현장에서 사용하고 있습니다. 사고로 인해 한쪽 팔의 뼈가 부서졌다면 뼛조각을 찾아서 하나

하나 붙이는 것보다는 반대편 팔의 뼈 모양으로 3차원 인쇄해서 붙이는 것이 더 쉽습니다. 또 보청기를 개인의 귀 모양에 정확히 맞춰서 끼우기 위해 3차원 인쇄를 하기도 하고, 상한 이가 기능을 잘할 수 있도록 삽입하는 보철물을 3차원 인쇄로 만들기도 합니다. 인공 부목을 이용해 예전에는 생명을 구하기 어려웠을 아기의 생명을 구한 예도 있습니다.

앞으로 3차원 인쇄 기술이 더 발전하면 의학에서 어느 정도까지 활용할 수 있을지 상상하기 어려운 정도로 계속 발전할 것이라고 기대합니다.

신체의 손상된 기능을
복원해 줄 재생 의학

　장기 이식을 위한 장기 부족 문제를 해결하기 위해 3차원 인쇄 외에 다른 방법도 시도되고 있습니다. 최근에 연구가 활발히 이루어지는 분야는 재생 의학(Regenerative Medicine)입니다. 재생 의학은 사람의 세포, 조직, 장기를 대체하거나 재생해서 원래의 기능을 복원하고자 하는 의학의 한 분야입니다.

　20세기에 신체 부위 이식 수술이 발전하면서 신체 부위가 새로운 세포를 만들어 내고 성장할 수 있다는 이론이 사실로 확인되었습니다. 이로부터 조직 공학이라는 분야가 발전하기 시작했고, 자연스럽게 조직 공학에서 재생 의학이 중요한 요소가 되었습니다. 세포, 조직, 장기를 재생하기 위해서는 여러 가지 세포로 분화할 수 있는 줄기세포 연구가 필수적입니다.

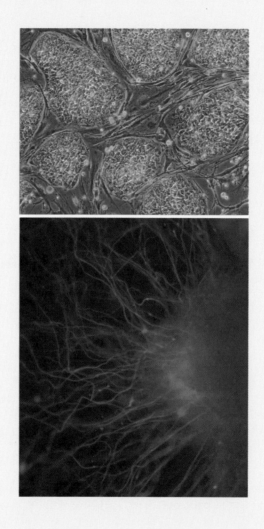

줄기세포는 조직과 장기 합성을 위한
필수적인 재료입니다. 따라서 재생 의학은
줄기세포 연구의 발전과 밀접하게 연관되어 있습니다.

배아 줄기세포와 성체 줄기세포

부모의 세포가 만나 한 개의 수정란을 이룬 후 아기로 자라서 태어날 때까지 개체가 발생하는 과정에서 한 개의 세포인 수정란이 아기 전체의 세포로 발달합니다. 즉 수정란은 모든 세포로 분화할 수 있는 줄기세포에 해당합니다. 한 개의 세포가 특수한 기능을 할 수 있는 세포로 분열하면서 발달하는 과정을 분화라 하며, 줄기세포는 특정 세포로 분화할 능력이 있지만 덜 분화된 세포를 가리킵니다.

줄기세포는 발생 초기 단계에서 장차 모든 세포로 분화할 수 있는 배아 줄기세포와 성체에서 몇 가지 세포로만 분화할 수 있는 성체 줄기세포로 구분할 수 있습니다. 어른의 골수나 혈액 등에서 추출할 수 있는 성체 줄기세포는 세포 분화의 거의 마지막 단계에서 구체적인 장기로 분화되기 직전의 세포입니다. 골수에 있으면서 피를 구성하는 세 가지 세포로 분화할 수 있는 조혈 모세포가 대표적이며, 재생 의학에 중요한 재료가 되는 신경 줄기세포와 중간엽 줄기세포 등도 여기에 속합니다.

배아 줄기세포는 하나의 개체로 자라날 수 있으므로 이를 폐기하면 생명체를 죽이는 것과 마찬가지라는 윤리적 문제가 발생할 수 있습니다. 그러나 성체 줄기세포는 이미 어른이 된 사람의 몸에서 채취하기 때문에 생명과 상관이 없고 윤리적으로도 문제가 되지 않습니다. 성체 줄기세포를 이식하면 필요한 세포나 장기로 분화할 수 있습니다. 이를 이용해 표적 치료를 할 수 있게 되면 의학적 활용도가 아주 높아질 가능성이 있습니다.

백혈병 등 혈액 질환이 있을 때 흔히 시도되는 조혈 모세포 이식은 적혈구, 백혈구, 혈소판 등 세 가지 세포로 자라날 수 있는 줄기세포를 이식하는 방법입니다. 이 방법은 골수에 문제가 생겨 미성숙한 백혈구가 만들어지고 이로 인해 면역 기능이 제대로 작동하지 않을 때 정상적으로 기능을 하는 백혈구를 만들기 위해 처음 시도되었습니다. 일란성 쌍둥이에게서는 비교적 쉽게 성공할 수 있습니다만, 그렇지 않은 경우에는 장기 이식 수술의 경우와 마찬가지로 거부 반응을 막기 위해 면역 억제제를 사용해야 합니다.

줄기세포를 이용한 치료법 개발

줄기세포는 정상적인 세포는 물론 조직과 장기를 합성하기 위한 필수적인 재료이므로 재생 의학의 등장은 줄기세포 연구의 발전과 밀접하게 연관되어 있습니다. 이때부터 미국에서는 수많은 생명공학 기업이 줄기세포와 재생 의학 연구에 뛰어들었습니다.

2008년 6월 바르셀로나 대학교의 파올로 마키아리니(Paolo Macchiarini, 1958~) 교수의 연구팀은 바르셀로나 병원에서 최초로 조직 공학으로 얻은 기관 이식을 진행했습니다. 환자의 골수에서 성체 줄기세포를 추출해 대규모로 성장시켰습니다. 그리고 원래 골관절염 치료를 위해 고안된 적응 방법을 사용해 연골 세포를 만들어 냈습니다. 그런 다음 뇌출혈로 사망한 51세의 이식 기증자에게 얻은 기관 분절에 미리 준비한 연골 세포와 상피 세포를 뿌렸습니다. 환자의 왼쪽 주기관지를 이것으로 교체했고, 한 달이 지났을 때 이 부위에서 혈관 등 구조물이 성공적으로 자라나고 있음을 확인할 수 있었습니다. 이처럼 몸에 문제가 생긴 부분을 줄기세포로 보충해 치료함으로써 해당 장기가 정상 기능을 회복할 수 있음을 보여 주는 실험은 현재 세계 곳곳에서 진행되고 있습니다.

줄기세포를 이용한 치료법 개발은 재생 의학의 핵심입니다. 재생 의학의 목표는 회복될 수 없는 조직이나 장기를 교체하거나 사람이 지닌 치유 기전을 활성화함으로써 기능을 되살리는 것입니다. 또 실험실에서 조직과 장기를 배양해 안전하게 이식함으로써 장기 이식이 필요한 사람들에 비해 이식할 수 있는 장기의 수가 턱없이 부족한 현실의 문제를 해결할 수 있을 것으로 기대됩니다. 환자 자신의 줄기세포를 이용하기 때문에 면역 거부 반응을 해결할 수 있다는 것도 줄기세포를 이용한 재생 의학의 큰 장점입니다.

성체 줄기세포를 이용해 의학적인 문제를 해결할 가능성은 높지만 아직 좋은 결과를 얻지는 못했습니다. 앞으로 줄기세포를 이용한 인체 부위의 재생, 장기 생산, 개인별 맞춤형 줄기세포 치료 등이 가능해지는 날까지 의학자들의 연구는 계속될 것입니다.

정보 통신 기술을 이용한 유비쿼터스 헬스 케어

유비쿼터스 헬스 케어란 무엇인가요?

정보 통신 기술(ICT)을 이용해 시간과 장소에 구애받지 않고 건강 관리와 의료 서비스를 받을 수 있는 것을 유비쿼터스 헬스 케어라 하고, 이를 줄여 유 헬스 케어라 합니다. 언제 어디서든 건강 관리를 받으려면 계속해서 인체에서 발생하는 정보를 분석해야 하므로 몸에 웨어러블 디바이스(wearable device)를 착용해야 합니다. 기계라 해서 대단한 것이 아니라 만보계 대신 팔목에 차는 작은 팔찌 모양의 기구입니다. 이를 통해 일상생활에 아무런 지장도 주지 않으면서 내 몸에서 일어나는 정보를 제공해 유 헬스 케어를 제공받는 것이 가능합니다. 이는 미래의 일이 아니라 지금도 이루어지고 있습니다.

요즘은 가족 구성원의 수가 줄고 혼자 사는 가구가 늘어나고 있습니다.

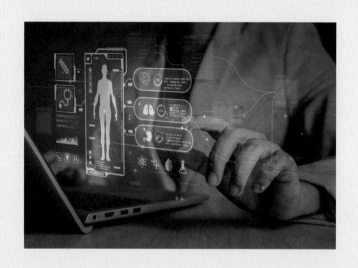

정보 통신 기술을 이용해 시간과 장소에 구애받지 않고
건강 관리와 의료 서비스를 받을 수 있는 것을 유 헬스 케어라 합니다.

이런 상황에서 혼자 있을 때 갑자기 몸에 문제가 생기면 누구에게도 연락하지 못하는 상황이 벌어질 수 있습니다. 그러므로 질병이 있는 환자가 매일 정해진 시간에 일정한 반응을 보이지 않으면, 집에 방문하거나 기계와 연결된 화면을 켜서 잘 있는지 관찰하는 방식으로 환자의 상태를 파악할 수 있습니다.

혼자 사는 노인들이 많이 모여 사는 실버타운에도 집 안에서 넘어진 노인이 뼈가 부러진다거나 해서 일어나지 못할 경우를 대비해 곳곳에 초인종을 설치해 놓은 곳이 있습니다. 그리고 간호사들이 함께 상주하면서 각종 기기를 이용해 거주자들의 건강과 생활을 돌보는 곳도 있습니다.

유 헬스 케어를 더 잘 활용하려면 웨어러블 디바이스를 통해 평소에 건강 상태를 체크해야 합니다. 그리고 이 정보를 빅데이터로 분석해서 다른 결과와 비교하고, 문제가 생기기 전에 전구 증상이나 이상 상태를 감지하고 알려줌으로써 질병 발생을 예방할 수 있습니다.

유 헬스 케어 기술은 어떻게 쓰이나요?

의료진이 병원 중환자실에 누워 있는 환자를 항상 지켜보지 않아도 이상이 발생하면 환자에게 연결된 기계가 즉각 간호사에게 알려 줍니다. 이와 같이 중환자실에서 유 헬스 케어 기술을 이용하면 물리적으로 더 먼 공간에서도 의료진이 환자를 돌볼 수 있습니다.

응급 환자가 발생해서 119에 신고하고 구급차에 환자를 태웠다고 가정해 봅시다. 차에 환자를 싣자마자 환자가 누구인지를 확인한 응급 구조사가 구급차에 설치된 컴퓨터로 그 환자가 과거에 어떤 질병으로 어느 병원에서 어떤 의사에게 진료를 받았는지 확인할 수 있습니다. 또 현재 상태를 파악해서 응급실로 가는 도중에 그 환자를 가장 잘 돌볼 수 있는 의사에게 미리 연락을 해둠으로써 병원에 도착하기도 전에 응급실에서 환자를 맞을 준비를 하게 할 수도 있습니다. 그러면 환자는 조금도 지체하지 않고 의료진에게 가장 좋은 치료를 받을 수 있습니다. 유 헬스 케어를 이용하면 이러한 일이 가능합니다.

유 헬스 케어가 활성화하면 병원 밖에서도 각종 의료 행위를 할 수 있습니다. 미국의 경제 전문가 앤디 케슬러(Andy Kessler, 1958~)는 자신의 책 『의사가 사라진다(The End of Medicine)』에서 미래에는 의사가 많이 필요 없을 것이라고 예상했습니다. 기계가 발달할수록 의사 한 명이 할 수 있는 일이 많아지기 때문에 지금보다는 필요한 의사 수가 줄어들 것이라는 뜻입니다.

개인이 착용하는 기계가 널리 사용되고 각 가정에 사물인터넷(Internet of Thing, IoT) 사용이 보편화되면 수시로 그 집에 사는 사람들에 대한 건강 정보를 수집해서 빅데이터로 분석하거나 개인의 건강 상태를 확인하는 데 사용할 수 있을 것입니다. ICT를 이용해 가정 내에 각종 스마트 기기를 설치하는 것에 더해 건강을 돌볼 수 있는 기능도 추가함으로써 유 헬스 케어를 더욱 활성화할 수 있습니다. 지금도 기술적으로는 가능한 유 헬스 케어는 가까운 미래에 휴대 전화처럼 누구나 사용할 수 있는 기술이 될 것입니다. 그러면 세상 모든 사람들이 언제 어디서나 자신의 건강을 관리하는 데 널리 활용할 수 있습니다.

진료 능력 향상을 위한
의료용 인공지능

인공지능(artificial intelligence, AI)은 의사가 알고 있는 것보다 더 방대한 빅데이터를 분석해 새로운 지식을 알려줄 수 있습니다. 이에 따라 의사들이 의료용 AI의 도움을 받아서 진찰하는 것은 이제 현실이 되었습니다. 의료용 AI를 활용하는 것은 의사의 진료 능력을 한층 높일 수 있으며 이는 지금도 병원에서 이루어지고 있습니다.

의료용 인공지능 왓슨 포 온콜로지

현재 우리나라 병원에 가장 많이 도입되어 있는 의료용 AI는 왓슨 포 온콜로지(Watson for Oncology)입니다. 이 AI는 환자의 진료 기록과 의료 데이터를 바탕으로 치료법을 알려줍니다. 환자를 진찰한 의사가 남긴 기록과 각종 검사 기록을 토대로 가장 좋은 치료법을 찾아 주는 것입니다. 암 치료법에는 약물, 수술, 방사선 치료, 호르몬 치료 등이 있습니다. 항암제도 여러 가지가 있기 때문에 환자의 상태에 맞게 조합 방법과 투여량을 결정해야 합니다. 또 방사선 치료를 한다면 인체에 방사선을 쏘는 범위를 어디까지 설정할지가 아주 중요합니다. 왓슨 포 온콜로지는 각종 논문과 데이터를 종합해 가장 효과적인 치료법을 알려 줍니다. 이를 위해 암과 관련한 자료를 사람은 할 수 없을 정도로 많이 학습했고, 계속해서 암 관련 논문과 임상시험 데이터 등을 업데이트하고 있습니다.

최근에는 AI를 아주 가깝게 느끼기 때문에 그 능력을 의심하는 사람이 줄어들고 있습니다. 하지만 사실 다른 AI와 마찬가지로 왓슨 포 온콜로지도 그 능력을 제대로 평가받은 적은 없습니다. 단지 퀴즈 대회나 바둑에서 사람에게 이기는 것으로 봐서 사람보다 낫다고 믿고 있을 뿐입니다. 참고로 매스컴에서 보도한 것처럼 "왓슨의 대장암 진단 일치율이 98퍼센트다"라는 기사 내용은 믿기 어렵습니다. 어떻게 진단했는지 확실하게 설명하지 않았기 때문입니다. 의료용 AI가 앞으로 지금보다 더 나은 실력을 갖추게 될 것은 분명하지만 아직은 발전 단계에 있습니다.

이미지를 판독하는 인공지능

AI가 처음 개발되어 학습을 시작했을 때 그 기능에 감탄하면서도, 사람

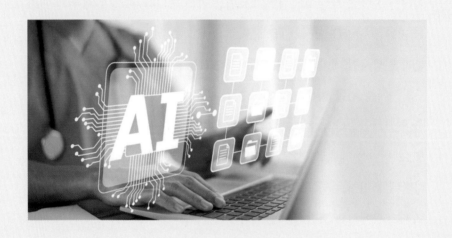

AI는 방대한 빅데이터를 분석해 새로운 지식을 알려줄 수 있으므로
의사들은 이제 의료용 AI의 도움을 받아서 진찰하고 있습니다.

은 척 보면 알 수 있는 고양이와 강아지를 구별하지 못한다는 결과를 보고 웃음을 터뜨린 적이 있습니다. 문제는 고양이와 강아지를 구별할 수 있도록 말로 설명하는 것이 어렵다는 점입니다.

AI가 처음에는 사람이 입력하는 정보를 통해 판단하다 보니, 고양이와 강아지에 대한 설명을 제대로 입력할 수 없어서 AI도 구별하기가 어려웠습니다. 사람은 살면서 경험적으로 고양이와 강아지를 구별하는 것이지, 고양이와 강아지를 구별하는 방법을 배우지는 않았습니다. 그래서 AI가 스스로 학습할 수 있도록 방대한 정보를 제공하다 보니, 어느 순간부터 AI도 자신이 사용할 데이터를 스스로 학습함으로써 고양이와 강아지를 구별할 수 있게 되었습니다. 이를 의학에 응용한 것이 이미지를 판독하는 기능입니다.

병리 조직 사진을 보고 무슨 병인지 진단할 수 있고, X선 촬영 사진을 이용해 유방암을 진단하거나 뼈 연령을 측정할 수 있습니다. 또한 안저 사진을 보고 당뇨병으로 인해 발병한 망막 병증을 진단하거나, 피부 병변 사진을 보고 피부암을 진단할 수 있습니다. 물론 이러한 일은 전문의도 할 수 있습니다. 하지만 AI의 학습량이 많아지면 전문의의 능력을 넘어설 수 있을 것으로 기대됩니다. 아직은 AI가 결정하는 것이 아니라 의사가 결정할 때 AI의 의견을 참고하는 정도로만 활용하기는 합니다.

AI의 기능이 나날이 향상되고 있는 만큼 이미지 판독 기능도 훨씬 향상될 것입니다. 그러면 미래에는 더 성능이 좋은 AI를 의학에 이용할 수 있을 것입니다.

시공간의 한계를 극복한 원격 의료와 원격 진료

원격 의료란 무엇인가요?

원격 의료는 의사와 환자가 직접 만나지 않고 화면이나 통신을 통해 진행되는 의료 행위입니다. 좁은 의미로는 환자를 진찰하고 처방하는 것이며 이를 원격 진료라고도 합니다. 넓은 의미의 원격 의료는 환자로부터 얻은 데이터를 분석하고 연구하며, 의료가 시행되는 과정에서 의사와 환자 또는 보호자가 공간적 제약 없이 대면 진료와 마찬가지로 의료 행위가 이루어지는 것까지를 포함합니다.

대서양을 사이에 두고 미국 의사가 기기를 이용해 유럽에 있는 환자를 수술하는 것도 원격 의료에 해당합니다. 또 소화기내과 의사가 내시경을 통해 위에 용종이 있음을 확인한 다음 카메라에 붙어 있는 칼로 용종을 잘라내는 것도 원격으로 이루어지는 수술에 해당합니다. 비록 물리적인 거

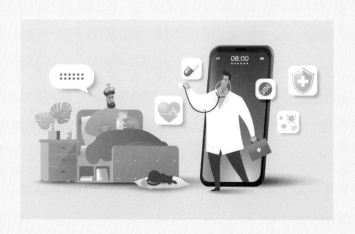

기술 발달에 따라 의사와 환자가 직접 만나지 않고
통신 기술을 이용해 공간 제약 없이 진료할 수 있는
원격 의료가 점차 가능해지고 있습니다.

리가 가깝기는 하지만 말입니다.

오래 전에 고혈압이나 고지혈증 진단을 받은 환자가 매일 약을 복용하고 6개월마다 병원을 방문하는 경우를 생각해 봅시다. 환자는 의사의 말을 잘 듣고 있으며, 3년 동안 여섯 번 방문하는 동안 의사는 항상 "약 잘 드시고 있죠? 고혈압과 고지혈증 수치가 좋아지고 있습니다. 이번 약이 잘 듣고 있으니 같은 약을 계속 사용하겠습니다"라며 같은 약을 처방하고, 1년 전에는 사용량을 반으로 줄이기도 했습니다.

이 환자는 병원을 다녀오려면 꼬박 하루가 걸릴 정도로 병원 접근성이 좋지 않은 농촌에 살고 있습니다. 이런 경우 직접 대면 진료를 받을 때와 마찬가지로, 환자의 집이나 동네 마을 회관에 설치된 컴퓨터와 카메라를 통해 의사가 환자에게 같은 처방을 할 수 있습니다. 이와 같이 비대면으로 의사와 환자가 서로 떨어진 상태에서 행하는 의료 행위를 원격 진료 또는 원격 의료라 합니다.

현재 원격 의료는 어떻게 이뤄지고 있나요?

편리해 보이는 원격 의료가 아직도 전면적으로 실행되지 못하고 준비 단계에 머물러 있는 이유는 대면 진료를 하면 당연히 볼 수 있는 이상 증세를 카메라의 성능 등의 문제로 찾지 못하면 누가 책임을 질 것인가 같은 문제가 해결되지 않았기 때문입니다.

이미 원격 의료를 일반적으로 시행하고 있는 나라들도 있습니다. 미국 식료품점의 하나로 1963년에 설립된 컨슈머 밸류 스토어(Consumer Value Store, CVS, 정식 이름은 CVS pharmacy)는 2014년에 CVS 헬스(CVS Health)로 명칭을 변경했습니다. 그 후 일부 매장에는 공중전화 부스처럼 생긴 공간을 마련하고 컴퓨터를 설치했습니다. 그리고 건강에 대한 정보를 얻고 싶은 사람이 컴퓨터에 키워드를 입력해서 각자가 관련 정보를 확인할 수 있도록 했습니다. 예를 들어 자신이 가진 증상을 하나씩 입력하면 그 증상이 나타날 수 있는 질병을 컴퓨터가 알려주는 식이었습니다. 두통처럼 흔한 증상을 입력하면 그 증상이 나올 수 있는 질병이 많지만, 몇 가지 증상을 함께 입력하면 그 증상이 동시에 나타날 수 있는 질병의 범위를 점점 좁혀서 알려 줍니다. 만약에 중병인 것으로 의심된다면 그 부스 안에 설치된 전화로 상담해 줄 의사와 연결되도록 했습니다. 이것도 원격 의료의 한 방법입니다.

미국에서는 의사에게 진찰받는 비용이 워낙 비싼 편이므로 회원으로 가입하면 전화로 의사와 상담할 수 있게 해 주는 회사도 설립되는 등 다양한 형태의 원격 의료가 현실이 되고 있습니다. 또 사람과 컴퓨터를 연결하면 대서양을 사이에 두고 원격으로 로봇 수술을 할 수도 있습니다.

우리나라에서는 원격 의료 관련 법안이 아직 통과되지 못하고 있습니다. 코로나바이러스 감염증-19가 유행하면서 원격 의료를 아주 한시적으로 이용했을 뿐입니다.

사람 유전체 해독과
개인별 맞춤 의학

약 반세기 전에는 우리나라의 많은 대학교에 생물학과가 있었습니다. 1968년에는 연세대학교에 아시아 최초로 생화학과가 생겼고 1983년에는 고려대학교에 유전공학과가 문을 열었습니다. 그런데 지금은 많은 대학에 생명과학과, 생화학과, 유전공학과 또는 그 비슷한 이름의 학과가 있지만 생물학과는 거의 없어졌습니다. 또 과거에는 생물학과 외에 동물학과, 식물학과, 미생물학과 등도 있었지만 지금은 거의 사라졌습니다. 사람, 동물, 식물, 미생물 등 생물체가 결국은 생명이라는 주제로 연결되기 때문입니다. 즉 동식물이나 미생물에서 얻은 지식을 사람을 대상으로 한 건강과 의학에 활용할 수 있습니다.

20세기 후반에 분자생물학(세포 내에 있는 단백질이나 핵산 같은 분자 수준에서 생물을 연구하는 학문)이 발전하면서 사람이 할 수 있는 고도의 기능도 결국 인체 내의 작은 물질들이 상호 작용하면서 이루어진다는 사실이 알려졌습니다. 약을 먹으면 병이 낫는 것도 아주 작은 약 하나가 인체의 기능에 큰 영향을 미치는 것을 보여 주는 예입니다.

사람 유전체 해독으로 무엇을 알 수 있나요?

1990년에는 전세계의 많은 생명과학자들이 힘을 모아 사람 유전체를 해독하기 시작했습니다. 사람 세포에 들어 있는 23쌍의 염색체에 들어 있는 DNA에 순서를 정해서 모두 30억 쌍에 이르는 DNA의 염기(A, C, G, T 등 네 가지가 있습니다) 순서를 확인하는 작업을 시작한 것입니다.

그때만 해도 분자생물학적 연구 기술이 발전하기 전이었으므로 해독하는 데 시간이 얼마나 걸릴지, 또 얼마나 많은 비용이 들지 가늠하기 쉽지 않았지만, 대략 15년 동안 30억 달러(약 4조 원)를 투입하면 될 것이라 예상했습니다. 예상한 기간의 반이 지날 때까지도 예상보다 진도가 느려서 성공 가능성이 높아 보이지 않았습니다. 하지만 분자생물학적 연구 기술이 점점 발전하고, 컴퓨터를 이용한 IT도 함께 발전하면서 결국 예정대로 해독을 마칠 수 있었습니다. 그렇다면 사람의 유전체를 해독한 이유는 무엇일까요?

예를 들어 전체 인구가 사는 지역, 성별, 나이, 개인의 특성 등을 정부가 모두 알고 있다면 정책을 수립하기 쉬울 것입니다. 마찬가지로 사람의 유전체를 모두 해독하고 나면 얼마나 많은 유전자가 어떻게 위치하고 있

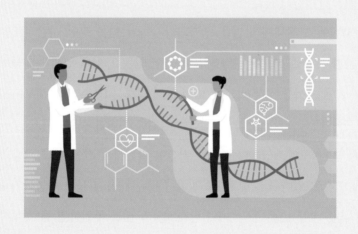

사람 유전체를 해독함으로써 개인 의학, 맞춤 의학이
발전할 수 있는 토대가 마련되었습니다.

는지 알 수 있을 것이라고 생각했습니다. 그런데 막상 해독을 끝내고 보니 사람의 유전자는 생각했던 것보다 적은 약 22,000개 정도였습니다. 그리고 이 숫자의 유전자로부터 만들어지는 단백질 그 자체만으로는 사람의 정교하고 복잡한 기능을 모두 해석할 수 없고, 각 유전자와 단백질의 상호작용이 중요하다는 사실이 알려졌습니다. 그래서 지금은 "이 약을 사용하면 몇 퍼센트의 확률로 병이 낫는다" 같은 통계적 의학이 아니라, "이 사람에게는 이러이러한 유전체가 있으므로 이 약을 쓰면 분명히 낫는다" 같은 개인 의학, 맞춤 의학이 가능할 수 있도록 연구를 진행하고 있습니다.

유전자 변형 약품은 안전한가요?

'유전자 조작 식품'이라는 말이 부정적으로 느껴지나요? '유전자 변형 식품' 또는 '유전자 재조합 식품'은 어떤가요? 이 세 가지는 모두 같은 뜻입니다. 1972년에 폴 버그(Paul Berg, 1926~2023)는 유전자를 변형할 수 있음을 처음 보여 주었고, 이듬해에 스탠리 코헨(Stanley Cohen, 1935~)과 허버트 보이어(Herbert Boyer, 1936~)는 유전자 재조합 기술을 이용해 이 세상에 존재하지 않는 유전자를 새로 만들어 내는 데 성공했습니다. 버그가 사용한 방법으로는 변형할 수 있지만 의도적으로 조작하지는 못합니다. 이에 비해 코헨과 보이어가 사용한 방법으로는 원하는 유전자를 재조합해서 원하는 대로 만들어 낼 수 있습니다.

이 소식을 전해 들은 로버트 스완슨(Robert A. Swanson, 1947~1999)이라는 20대 젊은이는 투자자들을 끌어모아 제넨테크(Genentech, 유전자와 기술이라는 뜻)라는 회사를 설립했습니다. 이 회사에서는 1976년에 인류 역사상 최초로 유전자 조작(변형, 재조합)을 통해 얻은 약인 인슐린을 제조했습니다. 오늘날 당뇨병 치료에 이용되는 인슐린을 이러한 방법으로 만들어 내지 못했다면 당뇨병 치료용 인슐린을 얻기 위해 수많은 돼지나 개를 희생시켜야 했을 것입니다.

유전자 재조합 기술은 의약학은 물론 생명과학에 널리 이용되고 있습니다. 호르몬, 효소, 성장 인자, 혈액 응고 인자, 백신, 항체 등 수많은 의약품이 유전자 재조합 기술을 통해 개발되어 판매되고 있습니다. 또한 유전자 변형 식품을 먹지 않고 식사를 하는 것이 거의 불가능한 시대가 되었습니다. 유전자 변형 식품을 싫어하는 사람들은 안전성에 대해 의심합니다. 이는 영화나 소설 등에서 유전자 변형에 관한 지식이 잘못 알려졌기 때문일 것입니다.

유전자 가위를 이용한 유전 질환 치료

유전자를 변형시키는 방법 중에 최근에 각광을 받고 있는 것은 유전자를 편집할 수 있는 유전자 가위입니다. 일반 가위가 종이나 헝겊 등을 자르는 것처럼 유전자를 자르는 가위입니다. 유전자에는 생명체가 고유 기능을 할 수 있도록 구조를 이룰 때 반드시 필요한 단백질을 합성할 수 있는 정보가 있습니다. 유전자에 변이가 생겨 비정상 단백질을 합성하면 병이 생길 수 있으므로 이를 치료하는 것이 어려운 과제입니다.

유전자를 자르는 가위에는 오래전부터 여러 가지가 있습니다. 그중 최근에 크리스퍼 카스9(CRISPR-Cas9) 유전자 가위(크리스퍼 유전자 가위)가 알려지면서 앞으로 치료하기 어려운 유전 질환도 치료할 수 있을 것이라고 기대하고 있습니다. 크리스퍼 유전자 가위를 발견하고 연구한 에마뉘엘 샤르팡티에(Emmanuelle Charpentier, 1968~)와 제니퍼 다우드나(Jennifer A. Doudna, 1964~)는 2020년 노벨 화학상 수상자로 선정되기도 했습니다.

아직은 크리스퍼 유전자 가위를 이용해 유전 질환을 치료할 수 있는 가능성만 있으며, 질병 치료 등 의학적 문제 해결에 큰 도움을 주지는 못하고 있습니다. 그럼에도 높은 평가를 받는 이유는 사람 등 생명체에 있는 DNA를 아주 정밀하게 변경할 수 있기 때문입니다. 이러한 용도로 사용할 수만 있다면 유전자 변이로 인해 발생하는 수많은 질병과 생리, 병리 현상을 연구자가 의도하는 대로 바꿀 수 있을 것입니다.

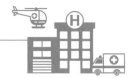

바이오닉 인간이 온다

　1970년대에 미국에서 〈600만 달러의 사나이〉라는 드라마가 인기를 끌었습니다. 갑작스런 사고로 부상을 입은 주인공을 600만 달러(약 80억 원)를 들여 시력을 좋게 하고 팔과 다리의 힘이 아주 강해지도록 치료함으로써 중요한 순간에 영웅 역할을 하게 만든 것입니다. 이 주인공은 일반적인 사람보다 멀리 있는 것을 볼 수 있고 다리의 힘이 세며 달리기를 잘합니다. 또 팔 힘도 강해서 물건을 멀리 던질 수 있고 몸싸움이 벌어져도 쉽게 이길 수 있었습니다.

　이 드라마가 인기를 끌자 여성을 주인공으로 한 〈특수 공작원 소머즈〉라는 새로운 드라마도 제작되었습니다. 초등학교 선생님인 주인공이 낙하산을 타고 내려오다 부상을 입자, 이를 치료하는 과정에서 귀로 소리를 듣는 능력을 강화해 아주 작은 소리도 들을 수 있게 했습니다. 또 팔과 다리의 힘을 길러 어려운 사건을 해결하는 영웅으로 나서는 내용이었습니다. 2007년에는 〈특수 공작원 소머즈〉를 리메이크한 드라마 〈바이오닉우먼〉이 제작되기도 했습니다.

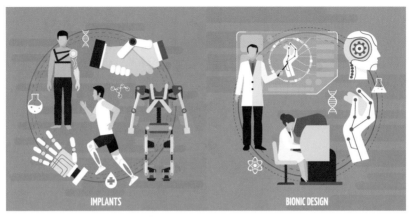

IMPLANTS   BIONIC DESIGN

• 문제가 생긴 신체의 일부를 인공적으로 바로잡아서 정상으로 되돌릴 수 있다면,
더 좋은 재료로 더 기능을 잘할 수 있도록 바꾸는 것도 충분히 가능합니다. •

'바이오닉(bionic)'이란 그리스어로 살아 있음을 의미하는 '바이오(bio)'
에, 전자 부품을 의미하는 '일렉트로닉(electronic)'의 마지막 글자를 합성
해 만든 말입니다. 600만 달러의 사나이나 소머즈도 바이오닉 인간이라
할 수 있으며, 이들은 몸에 인공 신체 부위를 삽입함으로써 원래 사람이
가진 능력보다 훨씬 뛰어난 능력을 갖게 되었습니다.

그런데 이제는 이런 이야기가 더 이상 영화나 드라마의 소재가 아니라
실현 가능한 일이 되었습니다. 한 예로, 남아프리카공화국의 오스카 피스
토리우스(Oscar Pistorius, 1986~)는 2004년 아테네 장애인 올림픽 육상
100미터 금메달, 2008년 베이징 장애인 올림픽 육상 100미터, 200미터,
400미터에서 금메달 세 개, 2012년 런던 장애인 올림픽 육상 200미터에
서 은메달, 400미터 계주에서 금메달을 따는 등 올림픽에서만 모두 여섯

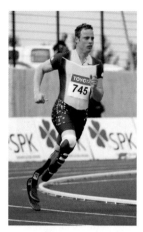

• 남아프리카공화국의 육상 선수 오스카 피스토리우스는 탄소 섬유 재질의 의족을 장착하고 달려 장애인 올림픽 대회에서 여러 개의 매달을 획득했으며, 의족 모양이 칼날 같아 '블레이드 러너'로 불렸습니다 •

개의 메달을 땄습니다. 더 놀라운 것은 2011년에 대구에서 열린 세계 육상 선수권 대회 남자 1,600미터 계주에서 남아프리카 공화국 대표 다섯 명의 엔트리에 발탁되어 결승에서 달리지는 않았지만 은메달을 차지했다는 점입니다.

피스토리우스는 태어나서 1년이 채 지나지 않았을 때 선천성 결함으로 다리를 제거하는 수술을 받은 후 평생 의족을 하고 살아 왔습니다. 만약 피스토리우스가 장애인 올림픽이 아닌 하계 올림픽에서 금메달을 딴다면, 물론 대단한 일이지만 그게 과연 그의 실력 때문인지 의족의 덕분인지는 논란의 여지가 있습니다.

이 같은 생체 공학 기술의 발전은 운동 선수의 능력을 향상시키기 위해서뿐만 아니라 일반인이 특수한 기능을 증가시키기 위해서도 이용할 수 있습니다. 문제가 생긴 사람의 신체 일부를 인공적으로 바로잡아서 그 능력을 정상으로 되돌릴 수 있다면, 더 좋은 재료로 더 기능을 잘할 수 있도록 바꾸는 것도 충분히 가능합니다.

바이오닉 인간을 만드는 데에는 앞에서 살펴본 3차원 인쇄와 줄기세포를 이용한 조직 공학 기술이 활용됩니다. 그러므로 바이오닉 인간에 대한 정보와 주변의 다른 기술이 얼마나 발전하고 있는지를 함께 공부해야 상황의 전체적인 맥락을 파악할 수 있습니다.

매스컴에서 가끔씩 머리가 좋아지는 약, 공부를 잘하게 하는 약, 잠이 잘 오는 약 등 일상에서 하는 일을 더 잘할 수 있게 하는 약에 대한 이야기합니다. 이는 생명과학 기술이 발전하면서 이 기술을 의학에서 응용할 가능성을 보여 주는 예라 할 수 있습니다. 다만 약으로 모든 것을 해결하려고 하면 부작용이 따를 수 있습니다. 그러니 충분히 연구하고 안전성이 검증된 후에 이용해야 합니다.

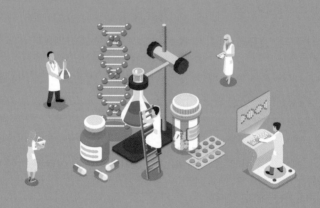

의학을 공부하면
어떤 일을 할 수 있나요?

의사는 의사 면허가 있는 사람이고 임상 의사는 의사 면허가 있는 사람 중에서 환자를 돌보는 일을 하는 사람으로 구분합니다. 대부분 의사라고 하면 임상 의사를 떠올리지만, 의사 중에서 임상의사가 아닌 일을 하는 사람도 점점 늘고 있습니다. 임상 의사로 일하다가 다른 일을 하는 경우도 있고 여러 번 역할을 바꾸는 사람도 있지요. 이 장에서는 의사만 할 수 있는 임상 의사가 하는 일과 의사 면허 소지 여부에 관계없이도 할 수 있는 일을 소개합니다. 꼭 의사가 되지 않더라도 의학에 관심이 있다면 의학 발전에 공헌할 수 있는 다양한 분야가 있답니다.

환자를 직접 돌보는 임상 의사

의사가 환자를 돌본다는 것은, 몸에 이상을 느끼고 병원에 온 환자를 진찰해 어떤 이상이 있는지를 알아낸 다음 약을 처방하거나 수술 등으로 치료하거나 물리 치료 등 필요한 처치를 처방해서 정상으로 돌아갈 수 있도록 필요한 조치를 취한다는 뜻입니다. 이렇게 병원에서 환자를 직간접적으로 돌보는 의사를 임상 의사라 합니다.

임상 의사가 되려면 꼭 의과대학에 가야 하나요?

환자를 보는 의사는 반드시 의과대학에서 공부를 해야 합니다. 각자 공부한 후 의사 면허 시험에만 합격하면 의사가 되게 하자고 생각할 수도 있지만, 전 세계 어느 나라에서도 이런 제도를 채택하지는 않습니다. 의학은 지식만으로 익힐 수 있는 것이 아니기 때문입니다.

지식, 기술, 태도를 의학의 3요소라 합니다. 지식은 환자를 대할 때 특별한 증상이 있거나 피나 소변 검사에서 비정상 소견이 있는 경우 사람의 몸에 어떤 일이 벌어지고 있는지 알아내는 것입니다. 최근에는 의료 행위를 할 때 기기의 도움을 받는 경우가 많아지고 있으므로 기기를 다루는 기술도 의사에게 필요합니다. 또 환자를 대하는 태도가 적절하지 않다면 환자를 치료하는 데 영향을 줍니다. 중병 환자라면 의사가 환자에게 현재 상황과 치료 계획을 이야기하는 태도가 중요합니다. 따라서 의료 행위가 이루어지는 병원에서 의료진과 환자가 부대끼는 모습을 직접 보고 몸으로 익혀야 유능한 의사로 성장할 수 있습니다. 요즘에는 모든 의과대학이 한국의학교육평가원으로부터 이 세 가지를 어떻게 잘 교육하고 있는지 평가받고 정해진 기준을 통과해야 의과대학의 지위를 계속 유지할 수 있습니다.

의과대학을 졸업하고 의사 면허를 취득하면 곧장 임상 의사로 일할 수 있습니다. 그러나 의과대학에서 배운 지식만으로는 임상 의사로 활동하기에 부족한 점이 많기 때문에 거의 대부분은 1년 동안 인턴 과정에 지원해 수련을 더 받습니다.

가끔씩 우리나라보다 입학하기 쉬운 외국 의과대학 광고를 볼 수가 있습니다. 현재는 어느 나라에서든 인가받은 의과대학을 졸업한 후 다른 나라에서 활동하는 것을 제한하지 않습니다. 그러나 많은 나라에서는 해당 나라에서 의사로 활동하기 위한 면허 시험에 합격해야 합니다. 즉 우리나라 사람이 외국 의과대학을 졸업했더라도 우리나라에서 의사 면허 시험을 볼 수 있습니다. 또 우리나라 의과대학을 졸업한 후 미국이나 유럽에서 의사로 활동하려면 그 나라에서 의사 면허 시험을 봐야 합니다.

그러나 두 가지 경우 모두 쉽게 시험에 합격할 수 있다는 뜻은 아닙니다. 외국 의과대학을 졸업한 후 우리나라 의사 면허를 받는 것은 우리나라 의과대학을 졸업해서 면허를 받는 것과는 비교도 할 수 없을 정도로 어렵다는 것을 알고 공부하는 게 좋습니다. 참고로 외국 의과대학을 졸업한 이들이 한국에서 의사로 활동하기 위한 방법은 한국보건의료인국가시험원 홈페이지(kuksiwon.or.kr)에 자세히 나와 있습니다.

인턴과 전공의를 합해서 수련의라고 해요

우리나라에서는 대부분의 의사가 의사 면허를 취득한 후에도 인턴과 전공의 과정을 거쳐 전문의 자격시험에 합격한 후 사회에서 임상 의사로 활동합니다.

임상 의사 중 첫 단계인 인턴은 선배 의사의 지도를 받으며 병원에서 직접 환자를 대하는 역할을 합니다. 1년 동안 몇 주 간격으로 여러 과에서 일하면서 자신의 적성에 맞는 전공 과목이 무엇인지를 경험하고, 대학에서 공부한 내용을 실제로 적용해 보며, 환자를 대할 때 필요한 기술과 태도를 점점 더 숙련시키는 과정입니다.

인턴을 마친 후에도 바로 독립해서 임상 의사로 일하는 경우는 많지 않고, 대부분 더 공부하고 싶은 전공 과목을 정해서 3~4년 동안 전공의(레지던트) 과정을 거칩니다. 의사가 할 수 있는 전공 과목은 내과, 외과, 소아청소년과, 산부인과, 정신건강의학과, 응급의학과, 안과, 마취통증의학과 등 모두 26개가 있습니다. 일반적으로 수술을 하는 과를 외과계, 그렇지 않은 과를 내과계라 하지만 이 분류에 해당되지 않는 과도 있습니다. 또 과거에는 영상의학과에서 환자를 촬영한 사진으로 진단만 주로 했지만, 지금은 색전술 같은 방법으로 치료를 하기도 합니다. 내과에서도 내시경으로 사람의 몸을 들여다보다가 이상 소견이 발견되면 작은 카메라 옆에 붙어 있는 칼로 잘라내기도 합니다. 의학은 이렇게 서로 다른 분야를 접목하면서 계속 발전해가고 있습니다.

26개 전문 과목 중에는 환자를 직접 대하지 않고 다른 임상 의사들이 환자를 돌보는 것을 도와 주는 과도 있습니다. 예를 들면 수술을 돕는 마취과, 검체에 어떤 물질이 얼마나 들어 있는지를 분석하는 진단검사의학과, 영상술을 이용해 인체를 촬영한 후 어떤 소견이 나오는지를 확인하는 영상의학과 등이 이에 속합니다. 마취과에서도 통증이 심한 환자를 직접 만나서 그 환자의 통증을 줄여주는 치료를 하기도 합니다. 그래서 과거에는 이름이 마취과였지만 지금은 마취통증의학과로 바뀌었고, 전문의 중에는 개인 의원을 열어서 환자를 직접 만나는 사람들도 있습니다.

전공의를 마치면 그 과목의 전문의가 되기 위한 시험에 합격해야 합니다. 전문의 자격을 얻으면 보통은 큰 병원에 취업하거나 자신의 의원을 열어서 환자를 보는 임상 의사로 일하게 됩니다. 그러나 대학병원에서 교수로 일하기 위해서는 전문의 자격을 인정받은 과목에서 또 어떤 환자를 집중적으로 볼 것인지 세부 전문 분야를 정하고 공부를 더 하기도 합니다.

인턴과 전공의는 의사 면허를 취득한 사람들이 의사로서의 일을 하면서도 계속 공부를 하는 사람들이라는 뜻으로 수련의라고 합니다.

개원의, 봉직의, 대학병원 교수

의과대학 졸업 후 의사 면허를 취득하기만 하면 개인 의원을 열 수 있습니다. 그러나 경험이 부족한 의사에게 진찰을 받고 싶어 하지 않는 환자도 있습니다. 의사 면허를 받고 나면 언제든 가장 관심 있는 분야의 기술(예를 들면 머리카락이 빠지는 사람들을 위해 모발 이식을 하는 기술)을 익힌 후에는 그 기술을 전문으로 다루는 의원을 열 수 있습니다.

보통 혼자 또는 두세 명이 함께 의원을 여는 경우가 많습니다. 이렇게 일하는 임상 의사를 개원의라 합니다. 의사는 누구든 개원의로 일할 수 있지만 의원을 열고 유지하는 비용이 많이 들기 때문에 사회생활 초기에는 병원에 취업해서 월급을 받으면서 일하는 경우가 많습니다. 이를 봉직의라 합니다. 봉직의는 젊은 의사가 많지만 개원의보다 봉직의로 일하고 싶어 하는 임상 의사들은 평생을 봉직의로 보내기도 합니다.

내과 전문의라면 내과 환자를 주로 만나고 외과 전문의라면 외과 환자를

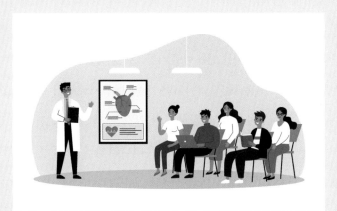

임상 의사이면서 의과대학 교수를 겸하면
진료, 교육, 연구 외에도 교내외에서 시행하는
다양한 사회 활동을 해야 하는 의무가 있습니다.

주로 만나겠지만 대학병원에서는 상황이 다릅니다. 상급종합병원에 해당하는 대학병원에서는 내과에도 소화기내과, 호흡기내과, 심장내과, 신장내과, 내분비내과, 혈액내과, 종양내과, 감염내과, 알레르기내과, 류머티즘내과의 10개로 구분되어 있습니다. 이를 세부전문의라 합니다. 전공의 과정을 마치고 전문의 자격시험을 통과해서 전문의가 되는 것은 법으로 정해져 있습니다. 세부전문의를 법으로 정하지는 않았습니다. 다만 각 전문 과목 내에서 더 좁은 전문 분야를 정해 공부를 더 하면 관례적으로 인정해 줍니다(학회에 따라서는 법이 아닌 지침으로 정해 놓은 경우도 있습니다).

대학병원에서는 보통 작은 의원이나 병원에서 치료하기 어려운 중환자를 많이 치료하므로 시설이 잘 갖추어져 있고 세부 분야를 전문적으로 공부한 교수들이 주로 환자를 대합니다. 우리나라의 의료 수준은 세계적으로 높은 편이므로, 최근에는 외국에서도 우리나라 병원으로 환자들이 찾아오는 편입니다.

대학 교수로 일을 하면 환자를 보는 것 외에 의과대학생을 가르치기도 하고 연구를 하기도 합니다. 임상 의사이면서 의과대학 교수를 겸하면 진료, 교육, 연구 외에 교내외에서 다양한 사회 활동을 해야 하는 의무가 있습니다. 다른 임상 의사와 비교하면 환자를 보는 시간이 짧은 대신 다른 활동을 해야 하는 것입니다. 따라서 대학 교수가 개원의나 봉직의로 옮겨가는 경우는 꽤 있지만, 개원의나 봉직의는 연구할 시간이 부족하므로 연구 업적이 있어야 하는 대학 교수로 옮기는 경우는 드문 편입니다.

의학의 첨단 지식을 추구하는
기초의학 연구자

1910년에 플렉스너는 미국에서 의학교육 과정 개선을 제안하면서 기초의학 연구의 중요성을 강조했습니다. 그 전에는 '의학은 의학'이었을 뿐 의학이 과학인지 아닌지에 대한 관심도 별로 없었습니다. 그러나 지금은 사람이 아닌 동물이나 식물에서 얻은 지식을 이용해 사람의 건강을 지키고 질병을 치료하는 데 사용할 수 있다는 사실이 알려져 있습니다. 따라서 과거에는 흔히 사용하던 '생물학' 대신 '생명과학'이라는 용어를 사용합니다.

기초의학이 왜 중요한가요?

플렉스너가 강조한 것처럼 기초의학 발전이 의학 발전에 미치는 영향은

큽니다. 실제로 1901년부터 수여하기 시작한 노벨 생리의학상을 보더라도 기초의학 연구 성과 덕분에 노벨상을 수상한 사람이 임상의학 연구자보다 훨씬 많습니다. 그런데 기초의학 연구를 하기 위해서는 연구비, 연구 인력, 연구 시설이 갖추어져야 합니다.

우리나라 경제가 발전하지 않았던 몇십 년 전에는 기초의학을 연구하려 해도 연구비 지원을 받기가 어려웠습니다. 그래서 외국에 유학을 가서 최첨단 생명과학 연구를 하고 귀국해 교수가 된다 해도 연구비가 없어서 교육자로만 남는 경우가 많았습니다. 그러나 지금은 상황이 달라졌습니다. 우리나라에서 연구를 하고 싶으면 국공립 기관과 재단, 사립 재단 등에서 연구비를 지원받을 기회가 있습니다. 또 경제적으로 이익을 얻을 수 있는 아이디어가 있으면 직접 회사를 차리고 투자를 받아 연구를 진행할 수도 있습니다.

사람 유전체 해독을 시작할 때 전 세계 수많은 나라의 정부가 연구비를 지원했습니다. 그러나 이 다국적 팀의 연구 방법에 회의를 품은 크레이그 벤터(Craig Venter, 1946~)가 새로운 연구 방법을 제시했고, 이에 동조한 사람들이 투자자를 끌어모아 셀레나 지노믹스(Celera Genomics)라는 회사를 설립해서 다국적 연구 팀과 경쟁하기도 했습니다. 이제는 우리나라에서도 수많은 바이오 벤처 회사들이 학문도 발전시키면서 경제적 이익도 누릴 수 있는 아이디어로 투자자들을 끌어모아 회사도 키우고 수출 등의 방법으로 나라 경제도 발전시키는 일에 뛰어들고 있습니다.

기초의학 교수

1910년에 플렉스너가 8개 기초의학 과목을 교육해서 의사를 양성해야 한다고 주장한 후 전 세계의 거의 모든 의과대학에서는 해부학, 생리학, 생화학, 약리학, 미생물학, 기생충학, 병리학, 예방의학의 8개 기초의학 과목을 교육하고 있습니다. 보통은 이를 교실이라 하며 해부학교실, 생리학교실, 생화학교실 등으로 불립니다.

의과대학 내에 부서가 있으면 교수가 있어야 하며, 의사 면허가 있든 없든 이 과목을 공부해서 교수가 될 수 있습니다. 의사 면허가 있다면 그 과목 내에서 어떤 내용이 의사로 성장하는 데 더 필요한지를 좀 더 쉽게 알수 있습니다. 하지만 의사 면허가 있는 사람이 기초의학 교수의 길을 선택하는 경우는 아주 적습니다. 그러므로 교수가 되기를 꿈꾼다면 의학을 공부한 후 기초의학 교수가 되는 길을 선택할 수 있습니다.

의과대학을 졸업한 후 기초의학 교수가 되려면 보통 의과대학 대학원에 진학해 석사, 박사 학위 과정을 거쳐야 합니다. 그러나 외국으로 유학으로 가거나 국내의 다른 단과 대학에서 공부를 더 하는 것도 가능합니다. 또 다음에 소개할 의사과학자(의사 면허를 갖고 있으면서 의학 관련 연구를 하는 과학자)에 지원하면 남자의 경우 군 복무를 대체할 수도 있습니다.

기초의학의 범위는 아주 넓으므로 기초의학 교수가 되기 위해 어떤 연구를 할지 결정하는 것이 중요합니다. 그런데 연구 방법을 잘 알고 있으면 어떤 연구를 하든 쉽게 응용할 수 있으므로, 뜻이 있다면 학부 과정에서 경험해 보는 것도 좋습니다. 연구는 함께하는 사람들의 마음이 잘 맞는지도 중요하기 때문에 미리 연구실 생활을 경험해 보고 그 연구실에서 더 깊이 있는 연구를 할 것인지 다른 연구실을 찾아볼 것인지를 결정하는 것이 좋습니다.

기초의학 연구에서는 백신이나 약을 만드는 분야가 가장 널리 알려져 있습니다. 또 줄기세포를 이용해 치료하기 어려운 질병에 대한 새로운 치료법을 개발했다는 이야기나 동물 복제 기술이 발달해 사람의 장기 일부를 복제할 수 있을 것이라는 소식도 자주 등장합니다.

이처럼 의과대학이 아니더라도 각 대학의 생명과학과, 생명공학과, 유전공학과, 미생물학과 등에서 진행하는 연구는 언제든 사람을 위해 사용될 가능성이 있습니다. 따라서 사람과 다른 생명체의 일부를 상호 교환해 활용할 수 있는 지식과 기술이 발달하고 있습니다. 기초의학 교수가 되면 이러한 지식과 기술을 의학에 더 쉽게 적용할 수 있도록 연구할 수도 있습니다.

의사과학자

의사 면허가 있다면 의사과학자가 되는 프로그램에 지원할 수 있습니다. 현재 우리나라에서 의사과학자는 의과대학을 졸업하고 의사 면허가 있는 사람 중에 기초의학 교실에서 조교 등으로 일하면서 대학원에 다니거나, 전공의로 일하는 임상 의사들 중 대학원에 다니고 있는 사람이 지원하는 프로그램입니다.

의사과학자 프로그램에 선발되면 장학금을 받으면서 대학원에 다닐 수 있고 연구비도 일부 지원을 받을 수 있습니다. 국민의 세금으로 나라에서 지원해 주는 대신 의무도 있기 때문에 다른 동료들보다는 조금 더 열심히 공부하고 연구해야 합니다. 대학원에 진학한 다음 의사과학자 프로그램에 선발되면 병역의무가 있는 이들의 경우 4주 동안 군사 훈련을 받은 후 4년 동안 연구에 종사하게 됩니다. 반드시 군부대에서 복무해야 하는 사람들 입장에서는 4주 동안만 훈련받고 연구실에서 자신이 하고 싶은 연구를 할 수 있게 하는 이 같은 제도가 불합리하다고 생각할 수 있습니다. 그렇지만 나라에서 이런 제도를 만든 이유는 기초의학 연구가 그만큼 중요하기 때문입니다.

아무도 기초의학 연구를 하지 않는다면 외국에서 진행한 기초의학 연구 결과를 얻어와야 합니다. 특허 같은 지적 재산권이 강조되는 요즘에는 기초의학에서 좋은 연구 결과를 얻지 못하면 결국 의학 수준이 떨어지기 때문에 이런 제도를 만든 것입니다.

의사과학자는 직업이 아니라 의사 면허가 있는 사람이 선택할 수 있는 제도 중 하나이므로 연구에 관심이 있는 이들이라면 지원해 보는 것도 좋습니다. 또 동료들이 군의관이나 공중 보건의로 근무하는 동안 연구할 수 있으므로, 연구 업적이 있으면 교수로 임용되는 데 유리할 수 있습니다.

많은 의과대학에서 의사과학자를 선발하며 카이스트 의과학 대학원 등

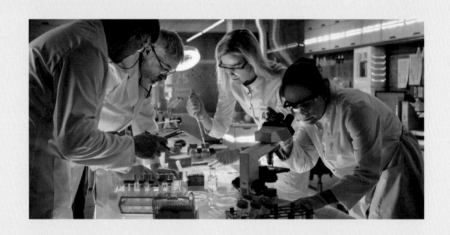

기초의학을 연구하는 의사과학자는 직업이 아니라
의사 면허가 있는 사람이 선택할 수 있는 제도 중 하나이므로
연구에 관심이 있는 사람이라면 지원해 보는 것도 좋습니다.

기초의학 연구를 하는 곳에서도 의사과학자를 선발하고 있습니다.

민간 회사 운영

연구의 최종 목적이 순수한 학문적 호기심일 수도 있지만 경제적 파급 효과가 큰 아이디어가 있다면 이를 실현해서 사업으로 성공하는 것이 목적일 수도 있습니다. 경제적으로 이익을 얻을 수 있는 경우는 대부분 다른 사람들에게도 좋은 영향을 줄 수 있습니다.

오늘날 전 세계적으로 수많은 당뇨병 환자 치료에 필수로 이용되는 약이 바로 인슐린입니다. 코헨과 보이어가 유전자 재조합 기술을 발견하지 못했다면, 인슐린을 얻기 위해 셀 수 없이 많은 개와 돼지가 당뇨병 치료를 위해 희생되었을 것입니다. 또한 개와 돼지에게 있는 바이러스가 사람에게 전파되어 새로운 감염병이 유행했을 가능성도 있습니다. 그러나 코헨과 보이어가 알아낸 기술을 이용해 사람의 유전자를 대장균에 삽입한 다음 대장균을 키워서 사람 인슐린을 얻게 되면서 싼 값에 질 좋은 인슐린을 당뇨병 치료에 이용할 수 있게 되었습니다. 이는 생명과학 기술을 응용해 의학에 도움을 준 사례입니다.

지금은 우리나라에서도 좋은 아이디어만 있다면 투자자를 모아 회사를 설립하는 일이 그리 어렵지 않습니다. 기초의학 연구를 하다가 회사를 설립해 사장 겸 연구자 역할을 할 수도 있고, 회사에 취업해서 자신이 하고

자 하는 연구를 할 수도 있습니다. 또 기초의학 교수가 직접 회사를 설립하는 것도 가능해졌습니다.

우리나라에서도 기초의학 연구 경험이 있는 의사들이 설립한 회사가 점점 많아지고 있습니다. 이 회사들은 줄기세포 치료제를 비롯해 흥미로운 연구들을 진행하면서 의학과 의술을 발전시키는 데 공헌하고 있습니다. 기초의학 연구를 통해 경제적 이익을 추구하는 회사는 일반적으로 규모가 크지 않으면서 회사 고유의 아이디어를 가진 벤처 회사들이 많습니다. 하지만 SK바이오사이언스, 삼성바이오로직스 등 기초의학 연구에 관심이 있는 대기업도 늘어나고 있습니다.

그 밖에도 기초의학 연구자들은 의과대학이 아닌 다른 대학이나 국공립 기관에서 교수 또는 연구자로 일할 수 있고, 임상 의사로 일하면서도 기초의학 연구를 계속할 수도 있습니다. 물론 소속 기관과는 상관 없이 연구비 지원 기관에서 연구비를 지원받을 수도 있습니다.

의학 관련 정책을 수립하고 집행하는 공무원과 공기업

환자를 잘 치료하는 임상 의사가 되거나 새로운 약 또는 백신을 개발하는 연구자가 되지 않더라도 보건 의료 정책을 잘 수립하면 세상의 많은 사람들에게 도움을 줄 수 있습니다. 이와 같이 보건 의료 정책을 담당하는 정부 부서나 공공기관에서 일하는 공무원과 중앙 정부에서 출자해 설립된 공기업에서 일하는 사람 대부분은 공채 시험을 거쳐 선발됩니다. 그중에는 의사나 간호사 등 보건 의료 직종 종사자이거나 관련 분야의 면허가 있는 사람도 많습니다.

보건복지부

보건복지부는 국민의 보건과 복지를 담당하는 중앙 정부 조직의 하나인 행정 기관입니다. 의약품 관련 정책을 집행하고 보건 위생과 방역을 담당하는 것이 '보건'에 해당하며, 사회 보장과 생활 보호, 노인과 장애인 정책 등이 '복지'에 해당합니다. 우리나라에서는 보건 정책을 결정하고 집행하는 가장 상위 기관으로서 행정 고시 같은 시험을 통해 주로 공무원으로 선발된 인력이 일을 하고 있습니다. 하지만 고위직은 각 분야에서 전문가로 인정받은 이들을 특별히 위촉해서 일하기도 합니다.

코로나바이러스 감염증-19가 유행하면서 중앙 방역 대책 본부에서 매일 그 전날 발생한 환자 수와 함께 관련 내용을 소개하던 사람들이 보건복지부 또는 다른 기관에서 보건 관련 일을 하는 공무원입니다. 외청으로 질병관리청이 있고, 예전에는 보건복지부에 속해 있었지만 독립한 노동부, 환경부, 식품의약품안전처가 있습니다.

대학에서 무슨 공부를 했든 보건 정책을 잘 수립하고 집행해서 전 국민의 건강 수준을 향상시키는 일에 관심이 있다면 누구라도 도전할 수 있습니다. 또 의사와 약사 등 보건 정책의 영향을 직접 받는 직종에서도 보건복지부에서 공무원으로 일할 기회를 찾아 도전하는 사람이 많습니다.

질병관리청

코로나바이러스 감염증-19가 유행하기 시작하고 반년이 넘게 지난 2020년 9월 12일에 질병관리본부가 승격된 보건복지부 소속 기관입니다. 감염병으로부터 국민을 보호하고 안전 사회를 구현하며, 효율적으로 만성 질환을 관리해 국민 질병 부담을 감소하고, 보건 의료 연구 개발과 연구 인프라를 강화해서 질병을 극복하는 것이 3대 핵심 사업입니다.

감염병과 만성 질환 등 각 질병의 발생 기전에 대한 연구는 개인 연구자들이 주로 합니다. 질병관리청에서는 다양한 질병의 예방, 치료, 관리 등에 관한 연구와 환경과 유전 요인에 대한 분석 연구를 바탕으로 국민 건강을 지킬 과학적 근거와 수단을 마련합니다. 또 국가 보건 의료 연구 인프라를 구축, 운영함으로써 연구 자원과 정보를 제공해 질병 극복과 보건 의료가 발전할 수 있도록 기반을 마련합니다. 예를 들면 같은 시기에 특정한 사건을 함께 겪은 사람들의 집합인 코호트(Cohort) 연구 사업을 통해 많은 인구를 대상으로 우리나라 사람들의 질병 발생 양상을 파악하고 검체를 확보해서 연구할 수 있도록 제공합니다.

국립보건연구원, 권역별질병대응센터, 국립마산병원, 국립목포병원, 국립감염병연구소, 국립검역소를 소속 기관으로 두고 있습니다. 국립 의학 도서관 역할을 하는 국립의과학지식센터도 질병관리청 산하 기관입니다.

질병을 관리하는 일을 하다 보니 업무 영역이 아주 다양하고, 소속 공무원들이 하는 일의 분야도 아주 넓으며, 의료 분야의 지식이 있다면 더 수월하게 일할 수 있습니다.

식품의약품안전처

이름에서 알 수 있듯이 식품과 의약품의 안전을 담당하는 기관입니다. 따라서 식품, 약, 의료 기기 등을 새로 개발하면 식품의약품안전처에서 승인을 받아야 사람을 대상으로 한 임상시험을 할 수 있고, 그 결과도 승인을 받아야 시판이 가능합니다.

보건복지부 외청이었다가 2013년에 식품의약품안전처로 독립해 국무총리 직속 기관이 되었습니다. 식품과 의약품의 안전에 관한 사무를 관장하며, 소비자가 더 건강해지는 먹거리 안전, 환자가 안심할 수 있는 약과 의료 기기, 공감과 혁신을 더한 식의약 안전이 핵심 전략입니다.

새로운 약이 개발되는 경우 1, 2, 3상 임상시험을 거쳐 시판됩니다. 이미 시중에서 사용하는 약이라도 그 효과와 부작용을 추적해서 문제가 있다고 판단되면 사용을 중지하도록 결정하는 것이 식품의약품안전처의 임무입니다. 약뿐만 아니라 의료 기기와 식품도 마찬가지이며, 특정 식품생산 업체가 비위생적으로 음식을 생산하면 조사하고 조치하는 기관이 바로 식품의약품안전처입니다.

질병관리청과 마찬가지로 의약 분야의 전문 지식이 있다면 일하는 데 유리합니다. 그러나 업무 영역이 아주 다양하며 많은 분야의 공무원들이 국민의 안전을 지키기 위해 열심히 일하고 있습니다.

의학 관련 국제 기구

다른 나라에 가서 임상 의사로 일하기 위해서는 그 나라에서 의사 면허를 취득해야 합니다. 나라에 따라서는 특정 국가 출신의 의사에게 임상 의사로서 활동할 수 있도록 바로 허용하기도 하지만, 이런 경우는 점점 더 줄어들고 있습니다. 임상 의사는 환자 개인을 대하기 때문에 자신의 지식, 기술, 태도에 따라 성공 여부가 결정됩니다. 그러나 국제 기구에서 활동하는 일은 약간 다릅니다.

국제 기구에서 활동하는 의사도 임상 의사로 활동하는 경우와 그렇지 않은 경우가 있습니다. 또 봉사 단체에서 일하는 경우와 정책을 수립하고 집행하는 행정 기구에서 일하는 경우로 구분할 수도 있습니다. 대체로 봉사 단체에서 일하면 의료 혜택을 받지 못하는 지역에 가서 임상 의사로 활동합니다. 행정 기구에서 일하는 경우는, 우리나라에서 공무원이 일하는 것처럼 세계 각지에서 '모두를 위한 건강'이 잘 이루어지도록 행정적인 일을 주로 담당하게 됩니다.

① 국경없는의사회

1971년에 프랑스에서 결성되어 의료 지원의 부족, 무력 분쟁, 전염병, 자연재해 등으로 인해 생존에 위협을 받는 사람들을 위해 긴급 구호 활동을 펼치고 있습니다. 모든 의료 지원 활동은 인종, 종교, 성별, 정치적 성향에 따른 어떠한 차별도 없이 이루어지며 1996년 서울 평화상, 1999년 노벨 평화상을 수상했습니다.

2010년에 아이티에 지진이 일어났을 때처럼 갑작스런 재난이 발생해서 의료 혜택이 필요한 경우 국경없는의사회의 봉사자들이 재난 지역에 가서 피해를 입은 사람들 보살핍니다. 평소에는 의료 상황이 열악한 나라에 파견되어 근무하기도 합니다.

국경없는의사회에 임상 의사가 활동을 지원하면 계약 기간을 정하고 그 기간 동안 의료 제도가 미비한 국가에서 숙식과 아주 적은 급여만 제공받고 활동합니다. 근무 여건이 좋지 않음에도 전 세계 각지에서 지원하는 수많은 경쟁자들을 이겨야 선발될 정도로 경쟁률이 높습니다.

② 세계보건기구

2003년부터 2006년까지 제6대 사무총장으로 일한 이종욱(1945~2006) 박사 덕분에 우리에게 익숙한 국제 기구로, 보건·위생 분야의 국제적인 협력을 위해 1948년에 국제 연합(United Nations, UN)이 설립한 전문 기구의 하나입니다.

1923년에 설립한 국제 연맹(League of Nations) 산하의 보건 기구와 1909년 파리에서 개설한 국제공중보건사무소 등에서는 약물을 표준화하고 전염병을 통제하며 격리 조치하는 업무를 수행했습니다.

세계보건기구(WHO)에서는 이 업무를 이어받아 전 세계 인류가 신체적, 정신적으로 최고의 건강 수준에 도달하는 것이 활동 목적입니다. 이를 위해 중앙 검역소 업무와 연구 자료 제공, 유행성 질병과 전염병 대책 마련을 위한 후원, 회원국의 공중보건 관련 행정 강화와 확장 지원 등의 일을 하고 있습니다. 스위스 제네바에 있으며 1948년에 26개 회원국의 비준을 거쳐 발족했습니다.

WHO 헌장에서 건강은 육체적·정신적·사회적으로 완전하게 안녕한 상태이며, 단순히 질병에 관한 것만을 지칭하지는 않는다고 정의합니다. WHO는 국제 보건 사업의 지도적·조정적 기구의 성격을 띠며, 본부 사무국을 중심으로 한 중앙 기술 사업과 각 지역 사무국을 중심으로 각국에 대한 기술 원조를 구분해서 사업을 진행합니다.

세계 각 지역에 지역 위원회, 지역 사무국으로 구성된 지역 기구가 있으며, 재정은 회원국 정부의 기부금으로 충당하고 있습니다. 현재 가맹국은 200개국이 넘을 정도로 전 세계 대부분의 나라가 가입했습니다.

점점 더 거대해지는
제약 산업

요즘에는 새로운 약을 개발하는 일이 점점 어려워지고 있습니다. 그 이유는 안전성이 무엇보다 중요해짐에 따라 임상시험을 통과하는 과정이 점점 더 복잡해지고 있기 때문입니다. 새로운 약을 개발하려면 10년 이상 걸리는 경우도 흔하고, 이를 위해 천문학적으로 많은 비용을 투자해야 합니다.

신약은 어떤 과정을 거쳐 개발되나요?

신약을 개발하려면 먼저 약효가 있을 만한 물질을 찾아내야 합니다. 특정 물질이 어떤 효과가 있는지를 시험하기 위한 가장 기본적인 방법은 세포를 키워서 처치해 보는 것입니다. 사람의 몸에는 수많은 세포가 있으므로 어떤 연구로 어떤 결과를 얻기 원하는지에 따라 어떤 세포가 가장 적합한지를 선택해 실험합니다. 예를 들면 폐암 치료제를 찾기 위한 연구라면 폐암 세포주를 이용해 연구합니다. 세포주란 성질이 같은 세포의 집단으로, 유전적 특징이 동일합니다. 전 세계적으로 폐암 환자는 수도 없이 많을 텐데, 이들의 폐암세포를 분리해 그 세포의 유전적 특징이 같고 계속해서 배양할 수 있으면 세포주로 이용할 수 있습니다.

세포 실험에서 효과가 있으면 다음으로 동물 실험을 시행합니다. 사람과 동물의 성질이 똑같은 것은 아닙니다. 하지만 지금까지 연구 경험을 통해 가장 적합한 동물을 찾은 다음 실험실에서 세포를 대상으로 효과를 지닌 물질이 생물체 내에서도 같은 효과가 있는지를 확인합니다. 이렇게 동물 시험을 통해 효과가 있는 것으로 판명되면, 그동안의 연구 결과를 첨부해 식품의약품안전처에 임상시험 신청을 해야 합니다. 그러면 식품의약품안전처에서 내용을 검토한 후 임상시험 허가 여부를 결정합니다.

임상시험은 1, 2, 3, 4상으로 구분됩니다. 1상 시험은 약물의 독성을 알아보기 위한 것입니다. 사람에게 아주 적은 양을 투여해 독성이 나타나는지, 약물을 안전하게 사용할 수 있는 용량은 어느 정도인지를 알아봅니다. 1상 시험을 통과하지 못하는 약은 독이므로 즉각 폐기해야 합니다.

2상 시험은 1상에서보다 많은 인원을 대상으로 약물의 효과를 알아봅니다. 이 과정에서는 가짜 약을 투여해 대조 실험하는 것이 핵심입니다. 일반적으로 효과가 없는 물질을 효과가 있는 약이라고 환자에게 투여하면 어느 정도 효과를 보는 경우가 있습니다. 이를 위약 효과라 하는데, 약으로 사용되려면 위약 효과보다는 효과가 좋아야 합니다. 일반적으로 1상 시험을 통과하는 경우는 절반이 훨씬 넘지만, 2상 시험에서 기대한 약의 효과가 나오지 않아서 퇴출되는 경우가 80퍼센트 이상에 이를 정도로 높습니다.

2상 시험을 통과한 약은 훨씬 많은 인원을 대상으로 사람의 몸에서 예상한 효과가 잘 나타나는지 3상 임상시험을 진행해 확인합니다. 희귀한 질병이라면 몇백 명을 대상으로 시험할 수도 있지만, 환자가 아주 많은 질병이라면 대상 환자 수도 훨씬 많아집니다. 이를 위해 여러 병원에서 동시에 환자를 모집해 임상시험을 시도하기도 하고, 여러 나라에서 동시에 진행하기도 합니다. 이렇게 많은 환자를 대상으로 시험하는 이유는 안전성과 유효성을 확인하기 위해서입니다. 3상 시험에서도 보통 절반 이상의 약이 퇴출됩니다.

3상 시험을 통과하면 시장에서 상품으로 판매하게 되며 의사들의 처방을 받아 사용할 수 있습니다. 그런데 이미 사용된 후에도 부작용이 나타나 퇴출되는 경우가 있습니다. 4상 임상시험은 이처럼 이미 약이 사용되기 시작한 후 계속 추적 조사하면서 효과와 부작용을 확인하는 과정입니다. 아무리 시험 방법을 잘 고안해 시행해도 사람의 몸에 약물을 집어넣는 경우에 나타날 수 있는 효과는 예측하기 어렵고, 또 시간이 오래 지난 후에 발생하는 부작용도 있으므로 약물의 유용성은 계속 확인해야 합니다.

적절한 치료법이 없는 희귀 난치병이나 새로 나타난 병에 걸린 환자들을 위한 신약 개발은 시급한 과제입니다. 그럼에도 이렇게 복잡한 과정을

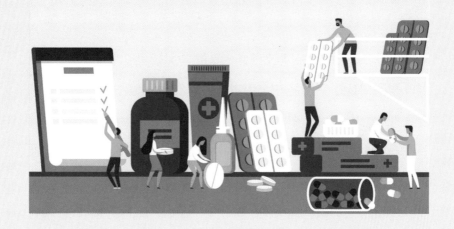

정부는 연구비 지원 등의 제도를 통해
많은 사람에게 발생하지 않는 질병에 대해서도
제약 회사가 연구할 수 있도록 유도해야 합니다.

거치고 긴 시간을 들이는 이유는 약물의 안전성이 무엇보다 중요하기 때문입니다. 이렇게 긴 과정을 거치면서 많은 사람을 대상으로 시험을 하려면 엄청난 비용이 들고, 때로는 10년 이상의 세월이 걸리기도 합니다. 게다가 실패할 확률이 성공할 확률보다 훨씬 높기 때문에 제약 회사에서 새로운 약을 개발하는 것은 모험일 수도 있습니다. 그래서 세계적인 제약 회사의 인수 합병이 계속 이루어지고, 이에 따라 거대 다국적 기업이 생겨나기도 합니다.

20여 년 전 만성 골수성 백혈병을 치료할 수 있는 글리벡이 개발되어 불치의 병을 치료할 수 있는 병으로 바꾸어 놓은 예도 있습니다. 이처럼 가끔씩 세상을 바꿀 만한 획기적인 약이 개발되어 환자들에게 기쁨을 안겨 주기도 합니다. 그런데 문제는 가격이 비싼 경우가 많다는 것입니다. 약도 상품의 하나이므로 많은 사람이 사야 개발하는 데 투자한 비용을 회수할 수 있습니다. 그러므로 희귀한 질병에 대해서는 제약 회사가 약을 개발할 매력을 느끼지 못합니다. 그러므로 정부는 연구비를 지원하는 등의 제도를 통해 많은 사람에게 발생하지 않는 질병이더라도 치료할 수 있는 약을 개발하기 위해 연구하도록 유도해야 합니다.

제약 회사에 의사가 필요한 이유

임상시험 이전의 단계는 수많은 생명과학자와 의사들이 연구를 진행하고 있습니다. 이 과정에서 효과가 있을 것으로 예상된 물질이라도 실제로 상품으로 개발되어 사람들이 사용하게 될 가능성은 아주 낮습니다. 그래도 전 세계적으로 워낙 많은 연구자들이 연구를 하다 보니 신약 후보 물질은 끊임없이 등장하고 있습니다.

이 단계까지는 제약 회사 외에 대학, 국가 기관, 민간 기업, 개인 연구자 등을 통해 수시로 이루어집니다. 그러나 임상시험 단계에 들어가면 이를 관리해야 할 인력이 아주 중요합니다. 세포와 동물 실험으로 얻은 연구 결과를 사람에게 적용하기 위해 식품의약품안전처의 승인을 받아야 합니다. 승인을 받기 위해서는 식품의약품안전처에서 정한 지침을 따라야 하므로 관련 규정을 잘 숙지하고 있어야 합니다.

승인을 받은 후에는 임상시험을 진행할 의사와 간호사들을 잘 교육해야 합니다. 세계 여러 국가에서 임상시험이 이루어지는 경우에는 시험 과정에 대한 설명서를 잘 번역해 시험에 임하는 의료진이 전 세계에서 통일된 시험을 시행해야 합니다. 제약 회사에서 일하는 의사가 필요한 이유가 바로 임상시험을 관리하기 위해서입니다.

최근 30여 년 동안 우리나라에서 임상시험을 많이 진행하게 된 이유는 경제 수준이 높아지면서 시장성이 커졌으며, 전 세계에서 입지도 높아졌기 때문입니다. 또한 인구 밀도가 높고 한 병원을 오래 다니는 환자들이 많은 것도 임상시험을 하기에 좋은 여건입니다. 이뿐만 아니라 제약 회사에서 임상시험을 담당하는 의사 출신 인력이 크게 증가한 것도 중요한 이유입니다.

'블록버스터'라 부르는, 세계적으로 널리 사용되는 약이 수시로 등장하면서 제약 산업도 점점 거대해지고 있습니다. 이에 따라 임상시험을 관리할 의사와 그와 팀을 이루는 행정 인력 등도 점점 늘어나는 상황입니다. 임상시험을 시행하는 병원에서는 환자를 직접 만나는 의사와 간호사가 잘 설명하고, 환자들이 주어진 시험 과정을 잘 따르게 함으로써 아무 문제 없이 시험을 잘 마칠 수 있도록 과정을 잘 이끌어야 합니다.

의학 지식이 필요한 색다른 직종들

의학 전문 기자

뉴스를 보다 보면 의학 관련 소식을 보도한 기자가 맨 마지막에 "의학 전문 기자 OOO입니다"라고 말하는 것을 들을 수 있습니다. 의사로서 기자가 된 최초의 인물은 문학가 춘원 이광수의 부인 허영숙으로, 남편이 『동아일보』 기자로 일하던 중에 문제가 생기자 대신 일하기 시작한 것이 계기가 되었습니다. 그러나 그때는 일반적인 기자 일을 했을 뿐 의학 전문 기자로 활동한 것은 아닙니다.

1990년대 중반에 중앙일보에서 홍혜걸 기자를 처음 채용한 후 의사들이 전문 기자로서의 능력을 잘 보여 주면서 지금은 기자로 활동하는 의사가 많이 늘어났습니다. 그중에는 언론계를 떠나서 다른 일을 시작한 사람도 있고, 새로 기자 활동을 시작하는 의사도 생겨나고 있습니다.

정체 불명의 의학 기사가 인터넷에 많이 떠돌아다니고 있어서 국민들을 혼란스럽게 하는 경우가 많은데, 의사들이 직접 취재해서 보도한다면 의학 분야의 뉴스에 대한 신뢰도가 높아질 것입니다.

인문사회의학자

의학이 점점 발전하면서 지금은 정밀의학, 의학통계학 등 새로운 과목의 중요성이 점점 커지고 있습니다. 이와 함께 인문사회의학을 전공하는 의사도 많아지고 있습니다. 의사학, 의철학, 의료윤리학, 의학교육학 등을 전공한 의사들이 의과대학에서 교수로 활동하고 있으며, 그 수는 점점 늘어나고 있습니다. 이는 의학 교육과 의료 환경에서 그러한 학문 분야를 전공한 사람들이 점점 더 많이 필요하기 때문입니다. 아직은 발전 초기 단계인 만큼 지금부터 이런 학문에 관심을 갖는다면 학문 초기에 뚜렷한 족적을 남길 수도 있습니다.

유전 정보를 다루는 직업

사람 유전체 해독이 가능해진 지금 개인의 유전체를 해독해 수많은 의료 정보를 얻을 수 있습니다. 유전체에 담긴 유전 정보는 아주 다양하고,

또 검사를 통해서 얻을 수 있는 정보도 아주 많습니다. 그래서 검사하기 전에 어떤 내용을 어떻게 검사할지를 결정하는 것이 중요합니다. 건강 검진을 할 때 "돈은 얼마가 들어도 좋으니 아주 사소한 병이라도 있는지 샅샅이 찾아 달라"고 하는 경우가 있습니다. 이는 올바른 태도도 아니고 그렇게 할 필요도 없습니다. 예를 들어서 아주 작은 암세포를 찾아내기 위해 전산화 단층촬영 영상을 얻기 위해 사진 찍는 간격을 아주 좁혀 촬영한다면 작은 암세포를 찾아낼 가능성이 높아지기는 해도 100퍼센트 찾아내는 것은 불가능합니다. 또한 X선을 많이 쬘수록 건강에는 나쁜 영향을 미치므로(X선 촬영실에서 근무하면 X선으로부터 보호받기 위해 납 가운을 착용해야 합니다) 건강 검진을 하려다 오히려 병이 생길 수도 있습니다.

유전체 정보도 마찬가지입니다. 아무리 검사를 철저히 해도 유전체가 가진 모든 정보를 얻는 것은 불가능합니다. 따라서 어떤 정보에 중점을 두고 검사를 할지와 그 검사로 얻은 결과를 설명해 줄 수 있는 사람이 필요합니다. 지금은 작은 정보만 다루므로 검사지만 보고 판단하거나 의료진, 생명 과학자의 설명을 듣기만 해도 됩니다. 하지만 앞으로 더 많은 정보를 얻을 수 있는 검사가 더 신속하고 더 낮은 비용으로 이루어질 경우 이런 정보를 설명하고 상담해 줄 직종이 필요해질 것입니다.

의학통계학자

의학에서도 정보가 많이 쌓이면서 분석해야 할 자료도 점점 많아지고 있습니다. 간호학의 효시로 여겨지는 나이팅게일은 크림 전쟁 이후 자신을 따른 여성들의 활약상을 보고하기 위한 자료를 만들었습니다. 이때 통계학적으로 과거에 전상자를 치료하던 방식을 따른 병원에서의 치료율, 사회 복귀율과 본국에서 온 여성들이 병원에서 활동을 한 후의 결과를 비교한 것이 의학에서 통계학이 이용된 대표적인 예입니다.

과거에는 통계학을 공부한 사람들이 의학 연구에 관심을 갖고 연구에 임했습니다. 하지만 지금은 의학 연구에서도 다루어야 할 정보가 많아지고, 통계 방법도 아주 다양하게 활용되고 있습니다. 따라서 의학에서 활용되는 통계학을 전문적으로 연구하는 의학통계학이 독립된 분야가 되었습니다. 특히 의학에서 얻을 수 있는 빅데이터를 다룰 인력도 점점 많이 요구되고 있습니다.

흔히 정상 혈압이 수축기/이완기 120/80이라 하지만 이것은 우리나라의 통계가 아니라 서양 학자들이 연구한 결과를 그냥 인용한 것입니다. 실제로 우리나라 인구를 대상으로 한 정상 혈압의 범위에 대해서는 연구가 부족한 상태입니다. 혈압뿐만 아니라 인체의 다른 검체에서 얻은 수치도 정상 범위가 어느 정도인가에 대해서조차 제대로 연구가 이루어지지 않았습니다. 하지만 빅데이터 활용이 일반화할 미래에는 이를 이용해 얻을 수 있는 의학적 수치가 무궁무진해질 것입니다. 그러면 그러한 결과를 반영

해야 환자와 일반인에 대한 의학적 처치가 더 적절하게 이루어질 수 있을 것입니다.

요즘은 '정밀의학'이라고 해서 개인을 대상으로 한 맞춤의학은 물론 집단을 대상으로 더 정밀한 수치를 적용해 의학적 처치를 하려는 움직임이 점점 더 크게 일어나고 있습니다.

법의학자

법의학자는 죽은 사람을 부검해서 무슨 이유로 세상을 떠났는지 규명하는 일을 주로 합니다. 이를 통해 경찰의 수사를 도와 주고 억울하게 세상을 떠난 사람들의 인권을 옹호해 주는 역할을 합니다.

앞에서 살펴본 것처럼 과학 수사를 소재로 한 드라마가 국내외에서 방영되면서 법의학에 대한 관심도 높아졌습니다. 법의학 전문의도 스포츠의학 전문의처럼 국가가 인정하는 전문의가 아니라 대한법의학회에서 인정하는 전문의이므로 이 학회에서 실시하는 시험에 합격하면 됩니다. 의사의 전문 과목 중 부검을 주로 하는 일은 병리과이므로, 병리학을 전공하면 법의학 전문의가 되는 데 도움이 될 수 있습니다. 현재 몇몇 의과대학에서 법의학 전문의가 되는 데 필요한 중단기 교육 과정을 개설한 곳이 있으므로 의사라면 다른 과목 전공자라도 도전할 수 있습니다.

과학 수사의 필요성이 커지면서 부검 의뢰가 점점 많아지고 있으므로

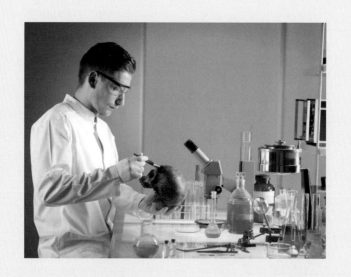

법의학자는 다른 사람은 알아볼 수 없는 증거를 수집해서
피해자의 억울함을 풀어주고 진짜 범인을 찾아내는 데
도움을 주는 보람 있는 일을 합니다.

법의학자의 수요는 늘고 있다고 생각할 수 있습니다. 그러나 의사들이 법의학을 전문으로 일하기에는 다른 분야와 비교해 인기가 있는 편이 아닙니다. 그래서 자신의 전공 분야는 따로 있지만 관심사에 따라 별도로 시간을 내어 법의학 관련 일에 종사하는 사람이 늘어나는 추세입니다.

사망의 원인에는 자살, 타살, 사고사, 자연사, 원인 불명 등이 있습니다. 법의학자는 부검과 검시를 통해 언제 왜 사망했고 사망 후 시간은 얼마나 지났는지 등을 기록하고, 수사에 도움될 만한 소견을 제출합니다. 때에 따라서는 완전한 시신이 아니라 조각난 부분으로 판단해야 하므로 지금까지 학문적으로 깊이 있는 연구가 충분히 이루어진 것은 아닙니다. 앞으로 발전의 가능성은 크지만 이를 위해서는 법의학을 연구하는 이들이 많아져야 합니다.

사람이 죽으면 면역 기능을 발휘하지 못하므로 미생물의 감염으로 인해 부패가 진행됩니다. 따라서 시체에서 냄새가 나고 외형이 변해가는 모습을 보는 것이 처음 시작하는 이들에게는 쉬운 일이 아닙니다. 특히 아기나 자살자 등 안타까운 사망자를 접하는 경우에는 정신적 스트레스도 심한 편입니다. 그렇지만 다른 사람은 알아볼 수 없는 증거를 수집해서 억울함을 풀어 주고, 진짜 범인을 찾아내는 데 도움을 주는 것은 힘들지만 보람 있는 일입니다.

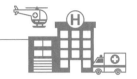

우리나라에는 왜
가족 주치의 제도가 없을까요?

　일생 동안 한 번도 아프지 않고 병원에 갈 일이 없다면 가장 좋은 일일 것입니다. 하지만 그런 사람이 과연 있는지 모르겠습니다. 대부분의 사람들은 평생 동안 적어도 몇 번은 병에 걸려 병원을 방문하게 됩니다. 그런데 가끔씩은 몸에 이상을 느껴서 병원에 가기는 해야겠는데 어느 병원에 가는 게 좋을지 몰라서 고민하는 경우도 있습니다.

　오후에 공부를 하고 있는데 배가 서서히 아파 온다고 가정해 봅시다. 배는 왜 아픈 것일까요? 아침이나 점심 때 먹은 음식에 문제가 있거나 소화기 계통이 제대로 일을 못해서 소화 불량으로 인한 통증이 있을 수 있습니다. 바늘이나 송곳에 찔려도 배가 아프고, 임신한 여성이라면 임신 상태에서 발생한 문제 때문에 배가 아플 수도 있습니다. 운동을 하겠다고 팔굽혀 펴기를 30회 하고 일어나는 순간 배 근육이 뭉쳐서 배가 아플 수도 있고, 몽둥이로 배를 맞아서 아플 수도 있습니다. 위궤양이 있으면 배가 쓰리듯이 아프고, 큰창자의 앞부분에 있는 막창자(맹장)에 꼬리처럼 붙어 있는 막창자꼬리가 막혀서 염증이 생기는 막창자꼬리염(맹장염, 충수염)이 있어도 배가 아파옵니다. "사촌이 땅을 사면 배가 아프다"는 옛말을 무시하고도 이렇게 배가 아픈 원인이 다양합니다.

그런데 이런 증상을 진단하고 치료할 수 있는 의사는 어떤 전문 과목을 공부했느냐에 따라 달라집니다. 일반적으로 소화 불량이나 위궤양이 있다면 소화기내과 의사가 담당하고, 임신 상태에서 발생한 문제는 산부인과 의사가, 또 막창자꼬리염은 외과 의사가 담당합니다. 바늘이나 송곳에 찔렸다면 어떤 의사든 잘 치료해 줄 수 있고, 팔굽혀펴기를 한 후에 근육이 뭉쳤다면 그냥 쉬기만 해도 시간이 지나면 정상으로 돌아갑니다.

하지만 자신이 느낀 이상 증상을 해결하기 위해 어느 병원에 가야 할지 막연한 경우가 있습니다. 내 몸에 이상이 생기는 경우 언제나 상담을 할 수 있는 주치의 제도가 있다면 얼마나 편리할까요?

미국와 영국의 의료 제도에는 많은 차이점이 있지만, 두 나라에는 공통적으로 가족 주치의 제도가 있습니다. 영국에서는 가족 주치의나 병원을 정해 놓고 몸에 이상을 느끼면 그 병원에 가서 가족 주치의를 만나는 것이 보편적인 방법입니다. 미국에서는 어떤 보험 회사에 가입했느냐에 따라 가족 주치의를 가장 먼저 만나기도 하고 주치의 대신 자신이 만나고 싶은 의사를 먼저 만나기도 합니다.

미국에서 가족 주치의를 먼저 만나야 하는 경우는 보통 인구 밀도가 낮고 대도시가 아닌 지역에서 볼 수 있습니다. 미국의 인구 밀도는 1제곱킬로미터당 약 36명으로, 약 516명인 우리나라의 약 14분의 1에 불과합니다. 따라서 대도시를 벗어나면 의사를 만나기가 어려울 수밖에 없습니다.

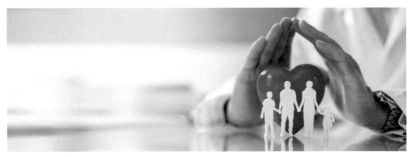

• 내 몸에 대한 질병 이력을 잘 알고 언제나 상담을 할 수 있는
주치의 제도가 있다면 얼마나 편리할까요? •

미국에서도 인구 밀도가 낮은 지역에서 내과, 외과, 소아청소년과, 산부인과, 정신건강의학과, 응급의학과 등 의학의 모든 전문 과목을 모두 잘볼 수 있도록 가정의학과 전문의를 양성하는 제도는 1930년대에 시작되었습니다.

영국의 경우 국가 의료 보험에 가입하면 병원에 가려고 할 때 어느 병원에 갈 것인지를 결정합니다. 가족을 등록해 놓으면 가족 중 누구든 몸에이상을 느끼는 경우 그 병원에 가서 쉽게 진찰받을 수 있습니다. 문제는가족을 돌보는 의사가 직접 해결하지 못해서, 특정 과목을 전문적으로 진료하는 의사를 만나야 할 때 보통 두세 달쯤은 기다려야 한다는 점입니다.

몸에 어떤 문제가 생겼든 가족 주치의를 만나면 웬만한 것은 직접 해결해 주고, 직접 치료할 수 없는 병이라면 어떤 전문의가 잘 볼 수 있는지를판단해서 환자에게 소개해 준다면 환자와 그 가족에게는 큰 도움이 될 것입니다. 이렇게 보면 참 편리한 제도 같은데 우리나라에는 왜 가족을 담당하는 주치의 제도가 없을까요?

우리나라는 국토가 좁고 인구 밀도가 높아서 의사를 만나는 일이 상대적으로 쉬운 것이 가장 큰 이유입니다. 우리나라는 미국이나 영국과 달리 아무나 원하기만 하면 보통은 예약하지 않아도 어떤 과목의 전문의든 당일 진료가 가능합니다. 아주 인기가 있어서 예약이 미리 꽉 차 있는 극소수의 의사를 제외하고 말입니다. 그러므로 환자가 직접 어느 과에 갈 것인지를 정하기만 하면 주치의를 만날 필요가 없습니다.

배가 아픈데 무슨 병인지 알 수가 없어서 집 가까운 곳에 있는 내과에 갔다고 생각해 봅시다. 소화 불량이나 위궤양이라면 약을 처방받아 먹으면 회복될 것입니다. 급성 막창자꼬리염이라면 얼른 수술을 받아야 하니 큰 병원 응급실에 가서 외과 의사를 만나 진찰을 받으라고 하고 소견서를 써 줍니다. 이것이 우리나라가 택하고 있는 방법입니다. 굳이 주치의 제도를 도입하지 않더라도 환자가 의료 혜택을 받는 데 큰 문제가 없습니다.

그래도 평소에 건강 상담을 하고 병원에 가야 할 때 어떤 의사가 가장 적합한지를 알려줄 가족 주치의 제도가 필요하다면 직접 주치의를 정하면 됩니다. 집에서 가까운 가정 의학과나 내과를 정해 놓고, 문제가 생길 때마다 그 의원에 가서 진찰받고 의료 상담을 받는 것입니다. 우리나라 의료 제도에서 가족 주치의 제도를 정립해 놓지는 않았지만, 각자가 쉽게 만날 수 있는 의사를 정해서 미국이나 영국의 주치의처럼 활용하면 된다는 뜻입니다.

한 가족의 가정사를 모두 알고 있는 의사가 있다면 실제 진료에서도 더 많은 요소를 고려해서 적절한 치료 방향을 정할 수 있습니다. 따라서 믿을 수 있는 의사를 정해 놓고 꾸준히 그 의사와 건강 상담을 하고, 질병이 생겼을 때 도움을 받는 것이 건강을 유지하고 질병을 치료하는 데 좋은 방법이 될 것입니다.